Je me sens mal, mais je ne sais pas pourquoi ?

Philippe-Gaston Besson

Je me sens mal, mais je ne sais pas pourquoi ?

La candidose chronique, une maladie méconnue

jouvence Santé

Du même auteur aux Éditions Jouvence

Acide-base : une dynamique vitale (n.e.), 2010
La crème Budwig (n.e.), 2010
Je suis fatigue, mais je ne sais pas pourquoi (n.e.), 2003
J'ai mal partout, 2001

Dans la même collection

Petit traité de naturopathie (n.e.), Christopher Vasey, 2011
Tisanes : guide pratique pour toute la famille,
Dr Claire Laurant-Berthoud, 2010
Alimentation sans gluten ni laitages (n.e.), Marion Kaplan, 2010
Mon guide santé, beauté, forme, Élisabeth Lacombe-Carraud, 2010
Arthroses, arthrites et rhumatismes (n.e.), Christian Brun, 2010

Catalogue gratuit sur simple demande
ÉDITIONS JOUVENCE

Suisse : CP 184, 1233 Bernex-Genève
France : BP 90107, 74161 Saint Julien en Genevois Cedex
Mail : info@editions-jouvence.com
Site internet : **www.editions-jouvence.com**

ISBN 978-2-88353-852-8

Couverture : Stéphanie Roze
Illustrations couverture : © Sebastian Kaulitzki, Laurent Hamels, Dušan Zidar
Composition : Nelly Irniger (n.irniger@gmail.com)

Sommaire

Introduction 9

1 • Qu'est-ce le candida albicans? 17

2 • La candidose digestive et cutanéo-muqueuse 23
• Physiopathologie 23

3 • Les manifestations cliniques fréquentes 31
• La fatigue chronique 31
• La surcharge pondérale 32
• Les troubles digestifs chroniques 38
• Les symptômes généraux 38

4 • Les manifestations cliniques cutanéo-muqueuses . . 45

5 • Comment diagnostiquer la candidose digestive. . . . 57
• Les facteurs prédisposants 58
• Le profil type 59
• Le diagnostic 60

6 • Les traitements 69
• Corriger une alimentation erronée 72
• Éliminer les colonies de candida albicans dans le système digestif 80
• Les traitements naturels à action lytique contre les colonies de candida albicans 82
• Restaurer la qualité de la muqueuse intestinale 90
• Les traitements isopathiques 93
• Équilibre acido-basique 95
• Hygiène intestinale – hydrothérapie du côlon 96

7 • La candidose chronique ou syndrome d'intolérance au candida **101**
Physiopathologie 101

8 • Les conséquences du candida albicans **119**

9 • Vivre avec le candida albicans **129**
• Le menu Arc-en-ciel 133

Conclusion 141
Adresses et remèdes cités 145
Références 149

Introduction

Dès notre naissance, nous vivons continuellement dans un univers de microbes et sommes les hôtes d'une myriade d'agents microbiens avec lesquels nous entretenons chaque jour des relations dites « symbiotiques ». C'est-à-dire que les millions de bactéries et de champignons qui résident dans notre nez, notre bouche et nos gencives, notre gorge, nos poumons, nos intestins… ne déclenchent chez nous aucun trouble et ne sont responsables d'aucune maladie. Ces micro-organismes font donc partie intégrante de notre vie, au même titre que la nourriture ou les innombrables produits chimiques qui nous entourent toujours plus.

On a dénombré plus de 400 espèces différentes de microbes (autochtones) vivant normalement dans les intestins d'un individu sain. La plupart d'entre eux participent à un certain nombre de processus physiologiques, comme la dégradation des pigments biliaires et la fabrication de la vitamine K. Ils freinent le développement des levures ou champignons et favorisent l'information immunitaire (par stimulation constante des capteurs immunologiques que sont les plaques de Peyer, localisées tout au long de la paroi intestinale).

Cet environnement microbien dans lequel nous baignons sans cesse nous reste indifférent tant que notre défense immunitaire est correcte. Il ne commence à poser des problèmes qu'au moment où notre résistance organique se met à décliner. La défense immunitaire est un processus englobant un ensemble de mécanismes compliqués, qui collaborent pour protéger notre organisme contre l'agression de ces microbes. L'un des mécanismes les plus importants de cette défense s'effectue grâce à la destruction des microbes par des cellules spécialisées : les globules blancs. Pour être performante, cette défense nécessite également un apport régulier d'acides aminés, de vitamines A, C, B1, B6, B12, biotine, niacinamide, acide panthoténique, ainsi qu'un équilibre minéral satisfaisant. Si un seul de ces éléments vient à manquer, la production de globules blancs peut diminuer et la défense immunitaire se trouver en défaut.

Il existe un autre système de défense qui est lié à la production de certaines protéines. Lorsque notre organisme est correctement nourri, un certain groupe de cellules blanches est capable de sécréter des protéines particulières que l'on a coutume d'appeler les *anticorps*. Ces substances, composées de chaînes d'acides aminés, se collent littéralement sur les microbes pour les rendre inoffensifs et permettre ensuite leur reconnaissance et leur absorption par les globules blancs.

L'invasion de l'organisme par un microbe suscite toujours la production d'anticorps spécifiques dirigés contre tel microbe et non un autre. Une fois que les cellules blanches ont synthétisé des anticorps spécifiques, elles sont capables de les fabriquer à volonté selon les besoins de la défense immunitaire si elles trouvent à leur disposition une concentration suffisante d'acides aminés, de vitamines, de sels minéraux, d'enzymes et d'oligo-éléments.

Il est donc essentiel de comprendre que la plupart des maladies infectieuses n'arrivent pas parce qu'un microbe déterminé se met subitement à attaquer notre organisme, mais plutôt parce qu'à un moment donné, notre défense immunitaire se trouve déficiente, permettant ainsi l'intrusion d'un microbe ou le développement d'une forme microbienne. Ce déficit immunitaire est le plus souvent la conséquence directe d'une alimentation erronée qui ne fournit pas à l'organisme la quantité suffisante d'un ou de plusieurs éléments nutritionnels que nous avons cités plus haut. Ainsi, une maladie de type infectieux peut survenir lorsque les conditions intérieures de défense immunitaire s'affaiblissent. Il existe, bien sûr, d'autres circonstances favorisant le développement d'un type de micro-organisme plutôt qu'un autre, et c'est plus particulièrement celles qui concernent le champignon dénommé le plus souvent par le nom de *Candida albicans* que nous allons maintenant étudier.

Parmi les centaines d'espèces microbiennes qui habitent normalement notre corps, il existe un champignon microscopique commun, qui est présent chez tous les individus. Nous verrons au chapitre suivant la raison pour laquelle on a attribué à la souche la plus souvent rencontrée le qualificatif *albicans*, qui veut dire blanc. À l'état normal, cette levure vit en commensal sur les muqueuses de nos organes digestifs, dans notre bouche, notre estomac et nos intestins, sans y causer le moindre trouble. On ne le trouve pas sur la peau lorsque celle-ci est saine.

Mais pour diverses raisons que nous analyserons, le champignon peut se développer et être à l'origine d'un certain nombre de troubles. Le développement excessif du candida albicans est effectivement tenu pour responsable d'un nombre important de symptômes, dont l'ensemble peut même constituer une véritable maladie. Les organes le plus souvent envahis sont le tractus gastro-intestinal, l'appareil génito-urinaire, le système endocrinien, le système nerveux, avec, dans tous les cas, une répercussion sur le système immunitaire. Certaines allergies sont également dues au développement du candida.

Il est curieux de constater que les multiples aspects que peuvent prendre les symptômes témoignant du développement excessif de notre microchampignon sont le plus souvent méconnus ! Et pourtant, il faut insister sur le fait que de nombreuses perturbations fonctionnelles de notre santé sont dues au développement excessif du candida albicans et que nous (les médecins et les thérapeutes) n'y pensons pas suffisamment ou, en tout cas, pas assez fréquemment. Les Américains ont parlé du *Yeast syndrom* – ou syndrome de candidose chronique – qui sévit de plus en plus communément. Mais l'ampleur réelle de cette entité clinique a été surtout reconnue aux États-Unis grâce à la parution de deux livres capitaux sur le sujet : *The Missing Diagnosis* et *The Yeast Connection*. Selon les études épidémiologiques les plus récentes, on estime en effet qu'environ 80 millions de personnes souffrent de candidose chronique et de ses conséquences aux États-Unis.

Nous verrons que le développement du candida albicans est le plus souvent la conséquence de l'usage répétitif d'antibiotiques. En effet, ceux-ci détruisent la flore intestinale microbienne qui vit en symbiose avec le reste de l'organisme et empêche la multiplication excessive des levures.

Lorsque l'utilisation des antibiotiques a commencé à être largement répandue, on a rapidement remarqué une recrudescence des affections par les champignons. Au début, on prescrivait systématiquement des médications antifongiques, conjointement aux antibiotiques, afin d'éviter ce problème, mais par la suite, cette pratique a été abandonnée pour des raisons inconnues.

Sans incriminer les traitements par antibiotiques, eux-mêmes dérivés de cultures d'autres champignons, nous savons que l'usage systématique de ces médicaments dans l'élevage intensif des bovins – et en particulier des veaux – est l'un des facteurs majeurs de promotion des candidoses chroniques, lié à la consommation régulière de la viande de ces animaux.

En plus de l'utilisation des antibiotiques, le développement excessif du candida dans le tractus gastro-intestinal peut également être provoqué par l'usage d'autres drogues, telles que les corticoïdes, les médicaments antiulcéreux, les contraceptifs oraux, ainsi que par la carence des sucs digestifs ou un excès de sucre dans l'alimentation.

On remarque que statistiquement, les infections par le candida albicans touchent davantage les femmes que les hommes. À cause des conditions particulières de chaleur et d'humidité qui règnent dans le vagin, celui-ci est l'organe le plus souvent atteint.

Mais nombreux sont également les troubles digestifs chroniques dus au développement du champignon dans le tube digestif et l'intestin. Il en résulte des agents chimiques toxiques qui sont responsables de symptômes à distance tels que : prurits anal et cutané, diarrhée chronique, constipation opiniâtre, irrégularités menstruelles, règles douloureuses, infections vésicales, fatigue, maux de tête, acné, dépression, anxiété, nervosité, prise de poids inexpliquée, colite, gastrite, œsophagite, gingivite, etc. Ces symptômes très variés sont généralement difficiles à relier à une même origine. De plus, les toxines produites par le champignon perturbent le système immunitaire, permettant ainsi son plus grand développement.

En outre, il faut mettre l'accent sur un syndrome très particulier qui concerne de nombreuses femmes et qui est en grande partie la conséquence d'une infection chronique par le candida albicans (voir chapitre III). Il s'agit soit de prises de poids inexpliquées ou excessives par rapport à l'apport alimentaire, soit de personnes qui, malgré un régime sévère et une attention soutenue, n'arrivent plus à perdre du poids.

Après avoir facilement perdu les premiers kilos, elles se trouvent comme bloquées à un poids qui ne varie plus, ou très difficilement.

La première infection par le candida albicans est généralement légère et passagère. Elle peut le plus souvent guérir spontanément si les défenses immunitaires reprennent rapidement le dessus. Mais chez certaines personnes, l'infection devient récidivante et les rechutes se succèdent. Peu à peu, les symptômes deviennent chroniques et les défenses immunitaires – si souvent sollicitées – tolèrent désormais cette infection chronique sans pouvoir l'éliminer.

Si les maladies bacillaires (tuberculose, lèpre, peste, tétanos, choléra, diphtérie) ont constamment diminué et tendent à disparaître, il en est de même actuellement pour les maladies infectieuses de nature bactérienne, qui reculent progressivement. Les grandes épidémies du Moyen Âge ne terrifient plus, pas plus que la tuberculose, la syphilis ou le choléra. Ce succès est généralement attribué aux moyens thérapeutiques adaptés (antibiotiques et vaccins). Mais en réalité, la courbe statistique attestant de la diminution de ces pathologies s'est infléchie bien avant l'arrivée des thérapies appropriées. À ce propos, il faut souligner l'influence majeure des mesures d'hygiène habituelles dans les pays civilisés sur la naissance et la propagation d'épidémies et d'infections. L'amélioration de l'approvisionnement en eau potable, ainsi que l'évacuation et le traitement des eaux usées, ont permis le recul des épidémies de choléra. En corollaire de ces mesures d'hygiène extrêmement répandues, il faut également tenir compte du fait que ces pathologies infectieuses se sont éteintes en raison de leurs lois propres. Elles ne correspondent plus à l'homme moderne vivant dans un environnement « civilisé ». Les paradigmes du « génie infectieux » se modifient et s'adaptent aux conditions de l'époque en cours.

Or, le recul des infections bacillaires et bactériennes est à rapprocher de la progression des infections fongiques, virales et des cancers. Pourquoi ? On ne peut répondre à cette question que par une approche phénoménologique. Il semble s'agir là de pathologies liées au développement de la civilisation. Ces maladies de nature endémique sont le signe d'un affaiblissement général des populations soumises à un régime alimentaire stéréotypé, souvent carencé, à des traitements antibiotiques trop fréquents, utilisés quasi systématiquement, sans discernement, et à des traitements ayant des effets immunosuppresseurs. Il s'agit de procédés qui affaiblissent le système immunitaire cellulaire, qui est en particulier chargé de la défense contre les virus, les levures et les cellules tumorales.

Consacrer un ouvrage destiné au grand public à une infection microbienne peut sembler une gageure inutile. Il semble en effet que les antibiotiques spécifiques aux champignons soient capables d'éradiquer rapidement et définitivement cet hôte indésirable lorsqu'il occupe une place trop importante dans notre économie interne. Il n'en est rien car les champignons ont un caractère particulier : la ténacité. Lorsqu'une infection par un champignon se déclare et prend une ampleur qui devient gênante, le recours à une substance chimique pour lutter contre ce champignon est souvent indispensable, et son effet est relativement rapide. Mais bien souvent, l'infection revient peu de temps après l'arrêt du traitement. Elle est dite récidivante. Si on continue à la traiter uniquement par un antibiotique, elle adoptera rapidement un caractère chronique, répondant de moins en moins à la thérapeutique chimique utilisée seule.

Pour obtenir un résultat durable, il est absolument nécessaire d'associer un certain nombre de mesures qui contribueront à maintenir un développement normal des champignons dans l'organisme. Ces mesures sont détaillées au chapitre VI. L'alimentation, les mesures hygiéniques et les thérapeutiques naturelles y tiennent une large place. On doit d'ores et déjà insister sur la nécessité de traitements longs pour venir à bout d'un déséquilibre de notre flore microbienne en faveur des champignons.

Au chapitre IV, nous essayerons de décrire les formes particulières que prennent les candidoses au cours de certaines maladies, en particulier au cours de la séropositivité et du Sida, en tentant de donner des solutions pratiques simples à cette infection, si tenace à cause de la diminution de l'immunité caractérisant cette maladie

1

Qu'est-ce le candida albicans ?

Dans la nature, les champignons microscopiques sont des organismes qui s'adaptent à des conditions extrêmes. Leur principale fonction est de recycler les débris organiques. Il n'existe probablement aucune substance capable d'éliminer radicalement les champignons.

On en retrouve dans l'alcool et même dans des solutions contenant de l'acide sulfurique. Des centaines de milliers d'espèces se développent naturellement et la plupart sont saprophytes, mais quelques-uns sont parasites et responsables de la destruction de certaines variétés d'arbres, comme les ormes. On peut rencontrer des champignons thermophiles dans certaines grottes à des températures pouvant atteindre jusqu'à 50° C ou plus. À l'inverse, d'autres variantes cryophiles vivent sur les glaciers dans l'Antarctique.

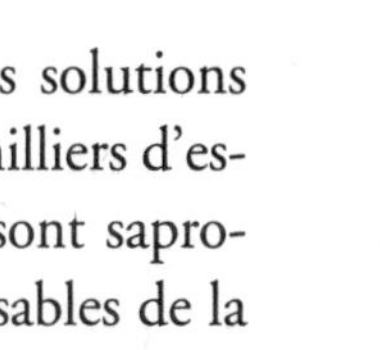

Les champignons comprennent les levures et les moisissures. Les levures sont des champignons unicellulaires dont les dimensions varient de 4 à 6 µ. Leur multiplication est rapide dans un milieu riche en sucre ou en amidon, et elles peuvent plus facilement croître en milieu acide (pH voisin de 4). Les moisissures croissent à partir d'une graine (spore) qui pousse, s'étire en longs filaments (appelés les *hyphes*), dont la configuration finale est connue sous le nom de mycélium.

Parmi les 200 espèces de candida connues, seule une vingtaine est responsable d'infections humaines. Les souches les plus fréquemment rencontrées sont, par ordre d'importance :

- Candida albicans (60 à 80 %)
- Candida tropicalis (25 %)
- Candida glabrata (ou torulopsis)
- Candida parapsilosis
- Candida pseudotropacalis
- Candida kruseï
- Candida lusitaniae
- Candida dublensis

Ce sont les huit principaux types de candida rencontrés dans la pathologie humaine courante. Un certain nombre d'autres types sont beaucoup plus rares :

- Candida guillermondii
- Candida stellatoïdea
- Candida kefir
- Candida viswanathii
- Candida zeylanoïdes
- Candida norvegensis
- Candida lipolytica
- Candida pelliculosa
- Candida rugosa

Le candida albicans qui nous intéresse ici est donc une levure saprophyte des muqueuses qui se reproduit par bourgeonnement cellulaire asexué. Une cellule-mère peut former de nombreux bourgeons dans diverses directions. Lorsqu'un bourgeon est assez gros, il s'étrangle et se sépare de la cellule-mère pour former une cellule-fille. La paroi cellulaire conserve une petite cicatrice.

À l'état normal, on trouve le candida albicans aussi bien sur la peau que sur les muqueuses des individus sains. Ceci explique qu'on peut le rencontrer en faible quantité dans les cavités buccales, les muqueuses génitales et l'intestin de tout individu. Toutefois, aucun symptôme n'est lié à sa présence. Il fait partie des composants normaux de la flore intestinale et appartient en particulier à cette partie que l'on appelle la *flore de passage*, ou *transitoire*, ou encore *fluctuante*.

Le candida albicans a la particularité de pouvoir passer de la forme levure (cellules arrondies ou ovoïdes, groupées en petits amas) à la forme de moisissure (les cellules s'allongent alors et se développent pour prendre l'aspect de filaments, de pseudo-hyphes, de pseudo-mycéliums), et vice versa. Grâce à ce dimorphisme, il se soustrait aux mécanismes de défense liés à l'immunité cellulaire.

Il en existe rarement une seule forme. On peut dire que la forme levure est la forme saprophyte qui vit en symbiose avec l'organisme hôte, alors que la forme moisissure mycélienne est la forme parasite, donc pathogène et susceptible de provoquer des symptômes. Lors du passage d'une forme à l'autre, le champignon subit des modifications de forme et de synthèses enzymatiques qui correspondent à une adaptation de survie à un milieu devenu défavorable.

La structure chimique du candida est faite exclusivement de sucres : la chitine et le glucane sont deux glycoprotéines qui permettent le maintient de la forme levure. Le mannane est un polysaccharide qui détermine l'adhésivité du candida à la paroi intestinale. La forme levure a relativement peu de mannane alors que la forme mycélienne en est presque exclusivement constituée.

Alors que la forme levure est non invasive, la forme mycélienne est capable de pénétrer activement la muqueuse. Au niveau de la muqueuse gastrique et intestinale par exemple, elle peut s'infiltrer jusqu'aux vaisseaux sanguins et lymphatiques profonds et permettre ainsi la pénétration sanguine de nombreuses substances intestinales, dont la plupart sont antigéniques. De plus, les candidas sécrètent de nombreuses mycotoxines. On connaît en effet 79 substances chimiques différentes produites par les différentes espèces de candida. L'espèce *candida albicans* pouvant à lui seul en sécréter environ 35 différentes.

Cette capacité particulière de transformation et de sécrétion provoque une confusion de notre système de défense qui cherche à repérer les formes et à identifier les toxines. Devant un adversaire si versatile, le nombre d'anticorps fabriqués vis-à-vis des nombreuses toxines est important, mais devient rapidement inutile. Par contre, cet excès d'anticorps provoque l'apparition de syndromes allergiques. Le sujet atteint se met alors à devenir intolérant aux parfums, aux produits de nettoyage, aux odeurs de peinture ou d'essence, à la fumée de cigarette, aux anesthésiques locaux, au soleil… Cette sensibilisation repose sur des études montrant que les antigènes du candida provoquent une libération accrue d'histamine.

Le candida se multiplie et migre

- Il est capable de perturber l'équilibre de la flore intestinale en occupant d'abord la place des lactobacilles de la flore sous-dominante, puis en détruisant les bifidobactéries de la flore dominante. Il devient ainsi responsable d'indigestion, de mauvaise haleine, de gaz, de ballonnements, de diarrhées, de spasmes intestinaux, de démangeaisons anales.
- Il peut se développer dans les muqueuses où il est responsable d'irritation, puis d'inflammation de la bouche, de la gorge, des yeux, du nez, du vagin, des voies urinaires, des ongles et de la peau (donc d'eczéma, de psoriasis et d'acné).
- Il peut se transformer en une forme mycélienne agressive, capable de pénétrer dans les muqueuses gastro-intestinales, jusqu'aux vaisseaux sanguins et lymphatiques.

Le candida augmente la perméabilité de la muqueuse intestinale

- Une muqueuse fragilisée se laisse traverser par des protéines alimentaires non digérées qui pénètrent dans les vaisseaux sanguins et lymphatiques, provoquant des allergies alimentaires ou des intolérances.
- De la même manière, les toxines intestinales de la flore de putréfaction (les ptomaïnes) et les mycotoxines sécrétées par les candidas peuvent également entrer dans le flux circulatoire et être responsable d'une auto-intoxication.

Le candida sécrète 35 mycotoxines connues

- Qui perturbent le fonctionnement cérébral. À partir des molécules d'alcool issues du sucre, le candida fabrique de l'acétaldéhyde. Celle-ci réagit sur un neurotransmetteur cérébral, la dopamine, et provoque des symptômes nerveux de type émotionnel, tels que dépression, anxiété, peur, irritabilité, humeur changeante, faiblesse de la mémoire, manque de concentration.

→ Qui perturbent le système immunitaire. Des anticorps sont sécrétés pour lutter contre les nombreuses toxines, mais, comme nous l'avons vu, le système immunitaire est peu à peu débordé. Il se produit alors une sécrétion accrue d'histamine. L'apparition d'aldéhydes peut être responsable d'une baisse des lymphocytes T qui sensibilise le sujet affecté aux infections en perturbant la réponse normale de son système immunitaire.

→ Qui perturbent tous les autres systèmes de l'organisme, en particulier les articulations, les muscles. La fatigue est habituelle.

Le candida perturbe les fonctions hormonales

→ Les candidas possèdent des récepteurs membranaires qui fixent les hormones. Ainsi, ils fixent la progestérone, ce qui peut provoquer un certain nombre de symptômes liés à un excès relatif de folliculine.

→ Les récepteurs antigéniques des candidas albicans simulent la configuration des hormones sexuelles (antigénicité croisée).

→ Les candidas stimulent les processus auto-immuns, suscitant la formation d'auto-anticorps contre les hormones et les ovaires.

→ Les candidas perturbent la synthèse des prostaglandines à partir des acides gras.

2

La candidose digestive et cutanéo-muqueuse

Physiopathologie

Il s'agit d'une pathologie liée à un comportement alimentaire erroné, ou secondaire à la prise de certains médicaments créant des conditions favorables au développement du candida albicans dans le tractus gastro-intestinal. Il s'ensuit un développement de la forme levure du champignon sur les muqueuses, qui entraînera des symptômes locaux par irritation et par perturbation de l'équilibre de la flore intestinale, puis des symptômes généraux variés par perturbation de la perméabilité intestinale physiologique et par sécrétion de mycotoxines. À ce stade, il n'y a pas de pénétration du champignon à travers les membranes intestinales dans le courant circulatoire sousmuqueux.

Le pouvoir des cellules de candida albicans de se fixer aux cellules de l'hôte par adhérence est décisif pour la propagation de l'infection. Cette phase préliminaire dépend de la constitution biochimique de la paroi des levures

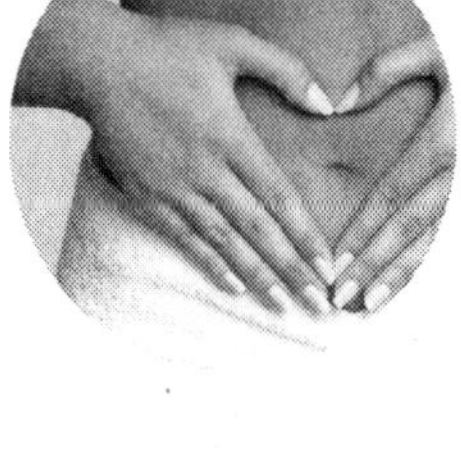

ainsi que de la qualité de l'épithélium, qui possède ou non des sites récepteurs sur lesquels pourront se fixer les levures. Des trois constituants principaux de la membrane cellulaire du candida, deux sont des polysaccharides (le glucane et la chitine), qui servent au maintien de la forme de la levure. Le troisième (le mannane) est constitué d'unités de mannose. Couplé à d'autres protéines de la paroi cellulaire de la levure (sous forme de mannoprotéine), ce polysaccharide a la capacité de se coupler à certaines protéines de la paroi épithéliale de l'hôte et d'être à l'origine de l'adhésivité des cellules de candida aux parois des tissus. Cette glycoprotéine possède donc des propriétés fonctionnelles d'une importance exceptionnelle pour la manifestation de la candidose. Elle est à l'origine de l'adhérence des cellules de candida albicans aux cellules de l'hôte.

Divers tests *in vitro* ont permis d'étudier le mode de fixation du candida albicans aux cellules humaines. Les modèles expérimentaux ont été des kératocytes, des cellules de la muqueuse buccale, des cellules uroépithéliales, des cellules de l'épithélial vaginal, des thrombus de fibrine et des surfaces de matière synthétique simulant des protéines. Isolée de la paroi cellulaire du candida, la mannoprotéine peut donc se lier aux différents récepteurs des cellules membranaires de l'hôte. Cependant, si le polysaccharide est préalablement dissocié par un procédé enzymatique (par exemple au moyen de mannosidase), il ne se produit plus d'adhérence aux cellules humaines.

La présence digestive du candida albicans est un facteur de baisse de l'immunité. Le développement exagéré des candidas produit des quantités croissantes de mycotoxines, affaiblissant le système immunitaire humoral. Une étude menée au Johns Hopkins Hospital montre que 70 % des patients souffrant d'une candidose digestive présentaient une maladie chronique associée et liée à une baisse immunitaire : cirrhose, anémie grave, maladie du système glandulaire, maladies de peau telles que vitiligo ou psoriasis.

La candidose digestive bloquerait la synthèse de la sérotonine dans l'intestin, diminuant du même coup le niveau de ce neurotransmetteur au cerveau. On a ainsi noté un lien possible entre la dépression et la candidose. Ironiquement, le médicament Prozac utilisé pour la dépression a un effet antifongique.

La candidose chronique peut donc elle-même jouer le rôle de facteur aggravant pour d'autres pathologies, et en particulier pour l'urticaire, la colite chronique, le psoriasis, le Sida, la dépression.

Alimentation riche en sucres raffinés

Les *monosaccharides* – ou oses – sont les **glucides** les plus simples qui ne sont pas hydrolysables. Les principaux monosaccharides sont le **glucose**, le **fructose**, le galactose, le xylose et le **mannose**. Ils ont tous la même formule chimique ($Cn(H_2O)n$), mais des configurations différentes. Seule la forme glucose peut être assimilée par l'organisme.

Les *disaccharides* se composent de deux monosaccharides attachés ensemble. Les principaux disaccharides que l'on retrouve tel quel dans la nourriture sont le saccharose (ou sucrose), le maltose, le dextrose et le lactose. Le maltose est un disaccharide résultant de la digestion des amidons céréaliers.

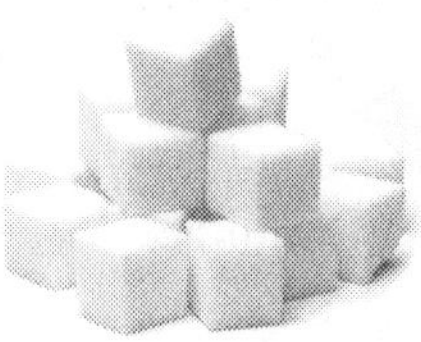

Les *polysaccharides* (ou polyosides) sont des sucres complexes. Les plus répandus du règne végétal sont la **cellulose** et l'**amidon**, tous deux polymères du glucose. Ils n'ont pas de pouvoir sucrant.

Les sucres composant le candida albicans sont au nombre de trois :

- Les glycanes sont des polysaccharides dits « hétérogènes », composés de plusieurs monosaccharides, liés à une protéine. Ce sont donc des glycoprotéines.
- La chitine est un constituant essentiel de la paroi qui entoure et protège les cellules fongiques vis-à-vis de l'environnement. C'est un **polysaccharide** aminé à longue chaîne (unités de n-acétylglycosamines).
- Le mannane est un **polysaccharide** dit « homogène » composé exclusivement de **monomère de mannose.**

Les candidas sont faits de sucre et ont besoin de sucres pour se multiplier. Une alimentation riche en sucres, surtout en disaccharides, favorise le développement des levures dans l'intestin.

La consommation mondiale de sucre s'établit actuellement à 12 700 000 de tonnes, dont 260 000 tonnes sont utilisées par l'industrie chimique. Environ 75 % de cette quantité est consommée dans les produits transformés par l'industrie alimentaire (boissons, biscuits, produits laitiers, confitures, chocolats…). Les 25 % restants sont consommés directement par les ménages et collectivités. L'excès de sucres alimentaires est l'une des grandes causes de perturbation de la santé publique et constitue un agent de promotion de cancers, de diabètes, de surcharges pondérales et de candidoses.

Nous verrons au chapitre IX que les modifications alimentaires constituent un point essentiel du traitement, en particulier la limitation de la consommation des hydrates de carbone.

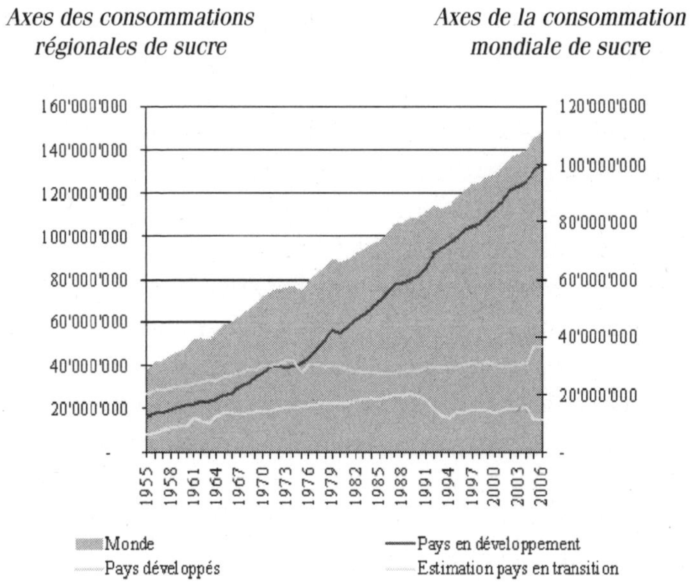

La suralimentation et la surcharge pondérale

Lorsque la consommation de glucides est disproportionnée par rapport à nos besoins, l'excès est transformé en graisse et mis en réserve dans les tissus adipeux de l'organisme. Sur une période plus ou moins longue, un surplus pondéral sera certainement une des premières conséquences. Le dépistage d'une candidose chez les sujets en surcharge pondérale devrait être systématique, car elle est pratiquement toujours retrouvée.

Facteurs alimentaires provoquant une diminution de la flore intestinale acidophile

La levure candida albicans fait partie de la flore normale du transit de l'individu. Cela veut dire qu'elle ne doit pas s'implanter au sein de la flore dominante ou sous-dominante. La présence des lactobactéries qui participent à la formation de la flore de fermentation acidophile du côlon droit inhibe le développement des levures. Pour que cette flore protectrice s'implante et joue pleinement son rôle, il faut que l'alimentation lui fournisse un substrat fermentescible adéquat, riche en résidus glucidiques provenant de la dégradation des sucres lents et en fibres végétales. Si tel n'est pas le cas, si l'alimentation est surtout riche en protéines animales et en sucres rapides, les lactobacilles de la flore de fermentation disparaissent et une flore de putréfaction en résulte. Les levures se développent alors dans l'intestin et prennent la place des lactobactéries.

Antibiothérapie qui détruit la flore acidophile
(surtout la pénicilline et ses dérivés)

Un autre mécanisme peut être à l'origine de la disparition de la flore fermentative acidophile de protection. La prise d'antibiotique détruit la flore acidophile et permet ainsi son remplacement par des levures. Que ces antibiotiques arrivent dans l'intestin par prescription médicale ou par une alimentation riche en viande d'animaux traités lourdement par antibiotiques (viande de veau en particulier), l'effet est identique.

Les tétracyclines, antibiotiques utilisés pour le traitement de l'acné juvénile, ont un effet semblable à celui des pénicillines. Il leur a même été décrit un effet direct de promotion sur la croissance des colonies de candida albicans.

Prise de stéroïdes (pilule contraceptive, cortisone), la grossesse (imprégnation hormonale), la prise d'antiacides stomacaux (Zantic, Tagamet, Antra...)

Ce sont des facteurs favorisants le développement intestinal de la forme levure, soit par la perturbation de la glycémie, soit par les perturbations de l'efficacité des enzymes digestifs qu'ils provoquent. Ainsi, les sujets prenant régulièrement des drogues telles que la cimétidine (Tagamet) ou la ranitidine (Zantic) sont plus prédisposés à être porteurs d'une candidose au niveau de l'estomac. Ceci met en valeur le rôle des sécrétions d'acide chlorhydrique dans la prévention naturelle du développement des candidas albicans au niveau de l'estomac.

La généralisation des hormones sexuelles de synthèse utilisées dans les contraceptifs oraux a favorisé le développement des candidoses vaginales. À ce propos, une étude américaine montre que le champignon a été retrouvé dans le vagin de 61 % des femmes prenant régulièrement la pilule. Ce pourcentage augmente proportionnellement avec la durée de la prise de ce moyen de contraception.

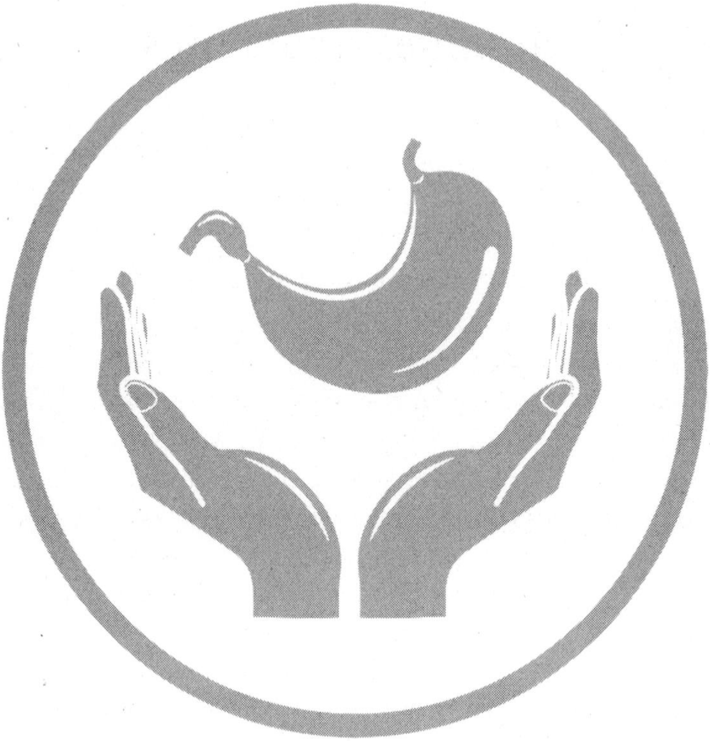

3

Les manifestations cliniques fréquentes

La fatigue chronique

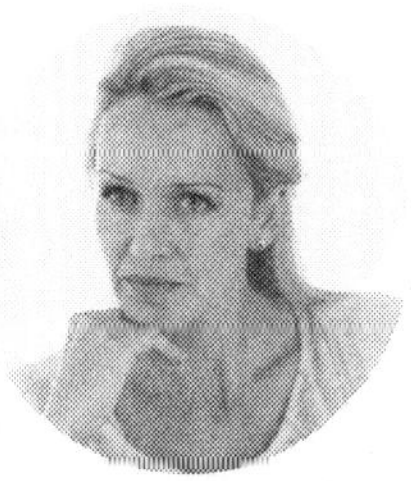

C'est l'un des symptômes les plus fréquents des candidoses chroniques. Elle est le plus souvent inexpliquée et progressive. Les examens clinique et biologique ne montrent généralement rien de spécifique. Mais cette fatigue chronique – pour laquelle personne ne trouve rien – va en empirant, s'accompagnant de troubles de l'humeur, puis d'une anxiété. Elle est surtout marquée le matin au réveil, mais survient également au cours de la journée, en « coup de pompe ».

Cette fatigue est en rapport avec les perturbations de la gestion glycémique engendrées par le développement des candidas albicans. Ceux-ci sont en effet des « dévoreurs de glucides » : les sucres alimentaires sont détournés au profit des champignons et font alors défaut à l'hôte qui les abrite. Des coups de fatigue en résultent alors, secondaires à une hypoglycémie fonctionnelle. Cette dernière, bientôt associée à un dysfonctionnement hypothalamo-hypophyso-pancréatique, est responsable d'un tableau clinique évocateur : une maldigestion chronique, accompagnée de somnolence exagérée après un repas normal, de céphalées et de migraines de tous types en rapport avec les phases d'hypoglycémie, de boulimies anxieuses.

La surcharge pondérale

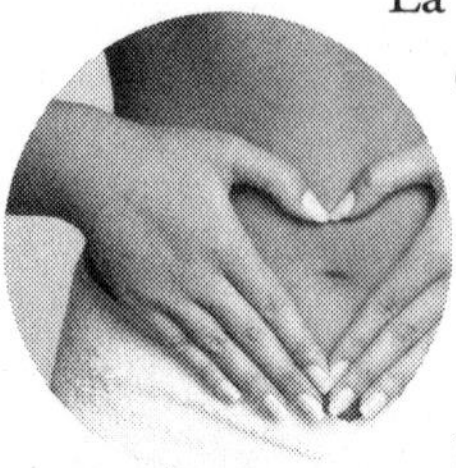

La relation qui semble exister entre la candidose digestive et la surcharge pondérale est l'un des points qui me passionne tout particulièrement et sur lequel j'ai travaillé il y a quelques années. Comme nous le verrons plus loin, l'hypothèse est que le diabète est l'un des facteurs favorisant le développement des candidas albicans.

Le diabète est une maladie génétique (transmise par une prédisposition d'un gène HLA et exprimée par la rencontre d'un facteur déclenchant qui peut être viral, comme le cytomégalovirus, ou qui fait suite à la prise d'un médicament chimique sensibilisant, à une vaccination ou à un choc affectif). Il s'agit d'une maladie auto-immune dont les anticorps sont dirigés contre les cellules bêta des îlots de Langerhans du pancréas et qui amène rapidement le malade à utiliser de l'insuline. On l'appelle le diabète « maigre » – ou juvénile – car il touche de préférence les sujets jeunes. Mais cette affection ne concerne pas le cadre de ce paragraphe particulier.

Il en existe une autre forme, appelé le diabète « gras » – ou de surcharge métabolique – qui survient généralement après la cinquantaine et qui atteint les sujets pléthoriques, prédisposés aux excès alimentaires et à l'embonpoint.

Ce type de déséquilibre de la régulation glycémique peut se constater également chez les sujets obèses, dont la grande partie des fonctions glandulaires endocrines se trouve à la longue perturbée par leur excès de poids (pancréas, surrénale, thyroïde, hypophyse...). Si les sujets souffrant d'une surcharge pondérale n'ont pas, à proprement parler, de diabète vrai, ils présentent par contre très souvent des troubles fonctionnels de régulation de leur glycémie, qui peut être mise en évidence par le test biologique de l'hyperglycémie provoquée. Beaucoup ont en effet une relation alimentaire aux sucres extrêmement perturbée, avec des passages d'hypoglycémie au cours de la journée, les obligeant à manger des sucreries entre les repas ou à grignoter continuellement.

C'est dans ce contexte enrichi en sucres que s'accroissent les candidas albicans, surtout au niveau intestinal. Ce développement est insidieux et aggrave peu à peu la dépendance aux sucres, entraînant un besoin accru en sucreries, qui deviennent alors une sorte de drogue dont le sujet ne peut plus se passer.

La prolifération des candidas devient telle qu'il interfère compétitivement dans le métabolisme de la gestion des sucres dans l'organisme et provoque des perturbations fonctionnelles à d'autres niveaux. Sa présence empêche surtout toute possibilité d'amaigrissement facile. Au début d'un régime de restriction calorique bien mené, la personne souffrant d'un excès pondéral commence à perdre assez facilement quelques kilos, puis rapidement, il lui devient réellement impossible d'en perdre plus, si ce n'est au prix d'efforts démesurés, souvent difficiles à maintenir bien longtemps. Au cas où la personne parvient néanmoins à atteindre le poids désiré, les rechutes sont fréquentes et rapides car la cause profonde de la déstabilisation glycémique – le candida – n'a pas été identifiée ni traitée.

J'ai parlé de cette hypothèse de travail à un ami médecin spécialisé dans l'amaigrissement par soutien alimentaire uniquement (sans autres aides médicamenteuses). En collaboration avec lui, nous avons décidé de tester les patients et patientes obèses qui restaient « bloqués » dans leur processus d'amaigrissement, malgré le respect scrupuleux des consignes alimentaires. Avec l'accord de ces patients, le test intradermique a donc été effectué à titre de dépistage d'une candidose digestive. À la 72e heure, tous présentaient une réaction cutanée extrêmement positive au lieu où avait été faite l'injection. Cette réaction confirmait donc la présence quasi constante d'une candidose digestive chez ces sujets.

Le second pas consistait alors à traiter ces personnes obèses par des moyens doux, en corrigeant leur régime alimentaire, surtout au niveau des sucres, par la pratique de quelques irrigations côloniques et par le traitement de leur hypersensibilité immunologique vis-à-vis des candidas albicans grâce aux thérapeutiques isopathiques (voir chapitre VII). Le résultat a été excellent. Après une période de 2 à 4 semaines d'aggravation de certains symptômes généraux liés à la mobilisation des champignons au niveau de l'intestin et aux réactions immunologiques liées aux traitements isopathiques, les patients ont repris une perte de poids régulière et ont vu disparaître leur dépendance aux sucres, leur fatigue constante et les nombreux troubles secondaires à l'intoxication chronique par les toxines du champignon.

Cette petite expérience montre que le traitement des surcharges pondérales ne doit pas uniquement se limiter à un régime de restriction alimentaire, mais aussi faire intervenir des mesures plus générales et un certain nombre d'examens complémentaires afin de dépister et de prévenir les éventuels barrages à un amaigrissement efficace.

Les maux de tête chroniques, les problèmes de poids, une énorme fatigue… la recherche de ces causes reste souvent sans succès car le thérapeute pense rarement que son patient pourrait souffrir de candidose digestive. Voici l'histoire de Petra K., infirmière, qui raconte son odyssée :

J'ai perdu mes kilos d'un coup !

Mon état de santé m'inquiétait depuis des années. Il me semblait avoir dans mon corps un genre de feu sans flammes qui se propageait lentement, toujours plus, sans jamais s'arrêter. On me disait : « Tu t'imagines ça, tu travailles trop, essaie de suivre un régime, c'est sûrement psychosomatique. » Je me disais moi-même très souvent que ces troubles étaient le fruit de mon imagination. Car en fin de compte, je bénéficiais d'une santé aussi bonne qu'une autre femme d'à peine 40 ans pouvait avoir. Mais depuis un certain nombre d'années étaient progressivement apparus des maux de tête répétitifs, des refroidissements fréquents, des troubles du sommeil, des problèmes de digestion. Ce qui m'étonnait, c'est que je ne supportais plus l'alcool et que j'étais toujours fatiguée.

Cela a duré pendant des années, et puisque je ne présentais pas de troubles réellement graves, j'essayais de ne plus trop y penser. Seulement, il y avait une chose que je ne pouvais pas ignorer : je grossissais de plus en plus. Je ne me reconnaissais plus moi-même, car j'avais toujours été mince. Je ne supportais plus les remarques des autres.

Est-ce que je mangeais vraiment trop ? J'ai pris la décision de noter pendant 4 semaines tout ce que je mangeais et tout ce que je buvais, en me pesant tous les jours. Le résultat fut étonnant : je constatais que je consommais rarement plus de 1500 à 1800 calories par jour et pourtant, mon poids était irrégulier. Parfois, la balance montrait jusqu'à 2,5 kg en plus dans un laps de temps de 48 heures, et ces kilos se perdaient quelquefois très rapidement d'une manière inexplicable. La raison n'en était pas les calories en plus ou en moins… mais alors quoi?

J'ai commencé à manger autrement, beaucoup de légumes, de céréales complètes, peu de viande et de graisses. Pour perdre un peu de cette eau que je semblais garder dans mon corps, j'allais régulièrement faire des massages et des drainages lymphatiques. Je remarquais que je me sentais plus mince si je ne mangeais pas de sucre ou de miel. Les sucreries me faisaient gonfler le ventre, qui devenait douloureux. Les médecins que j'ai consultés ne pouvaient pas découvrir de raisons à cela, se contentant de me conseiller de boire du thé de graines de cumin. « On ne peut rien faire, évitez de manger des aliments qui ballonnent », disaient-ils. Même en suivant ces conseils, j'avais toujours mal au ventre avec des ballonnements, des coliques, des diarrhées, des constipations, et aussi des périodes sans problèmes. Il en était de même avec mes maux de tête. Je souffrais parfois pendant plusieurs jours de fortes douleurs de tête, j'avais même la tête qui tournait, puis subitement et sans raisons apparentes, il y avait plusieurs jours « sans ».

Avec les mois qui passaient, j'avais de plus en plus souvent mal à la tête. Un médecin interniste concluait au diagnostic de migraine. Mais il n'arrivait pas à comprendre pourquoi je ne supportais plus l'alcool. Parfois, après trois verres de vin, je me sentais parfaitement bien, d'autres fois, après un seul verre, j'étais carrément ivre. Je ne buvais donc plus que de la bière sans alcool et des jus de fruits, mais les maux de tête et les ballonnements persistaient. Un jour, après n'avoir bu que de l'eau minérale la veille, je me réveillai avec des maux de tête.

Je commençais vraiment à m'inquiéter. Je souffrais de plus en plus souvent de refroidissements avec de la fièvre, parfois élevée, je devenais de plus en plus agressive. Je changeais d'humeur rapidement. En plus, un de mes pieds avait une enflure. Le médecin pensait à une inflammation rhumatismale et me

faisait faire des examens, qui ne donnaient pas de résultats. Cela continua ainsi encore pendant deux ans. À 42 ans, je souffrais de problèmes de digestion chronique, de maux de tête, de douleurs articulaires, d'œdème des jambes, d'insomnies, d'eczéma… et de 12,5 kg en trop.
Je suis alors allée consulter un guérisseur qui me donna un traitement reconstituant avec lequel je me sentis moins fatiguée, mais mes troubles n'avaient pas disparu. Je lus par hasard un article de journal sur les champignons que l'on peut avoir dans les intestins et en parlai à mon guérisseur. Il s'exclama : « Mais bien sûr, ça doit être le candida ! »
Le lendemain, il demanda une analyse de selles, et une semaine plus tard, le résultat était là : j'avais effectivement le champignon candida albicans dans les intestins. Les semaines suivantes, j'ai pris un médicament spécifique contre les champignons et j'ai suivi un régime très strict : rien de sucré. Je mangeais suffisamment pour ne pas avoir faim et pourtant, je perdis rapidement du poids. Au début du traitement, mes maux de tête augmentèrent et mes jambes me faisaient très mal. Je me sentais plus fatiguée et abattue, mais après une semaine, l'ensemble de mes troubles commença à s'améliorer.

Une année s'est écoulée depuis. J'ai seulement mal à la tête si je suis stressée ou si je lis pendant longtemps sans lunettes. Mes moments de dépression ont disparu et je ne suis plus du tout fatiguée. Mon pied ne me fait plus mal et n'est plus enflé. J'ai perdu 12 kg et pourtant, je mange selon mes envies. Cependant, je reste très prudente avec le sucre, la farine blanche et l'alcool.

Les troubles digestifs chroniques

La colite intestinale constitue sans doute le symptôme le plus fréquent et probablement le plus banal en cas de candidose digestive. C'est en effet au niveau des intestins que se multiplient d'abord les champignons. Ils y provoquent des troubles digestifs chroniques : gaz, ballonnements, diarrhées, constipations, démangeaisons anales (surtout le soir au lit), sensations d'être rassasié dès les premières bouchées. Le ventre se met à gonfler dès que l'on a mangé, obligeant à desserrer la ceinture.

L'intestin constitue le plus important réservoir de candidas albicans, et le rectum semble être le réservoir le plus probable pour une réinfection lors de vaginite récidivante. Il est fréquent d'isoler le champignon au niveau du rectum des femmes atteintes de cette affection.

Les symptômes généraux

Troubles de la concentration

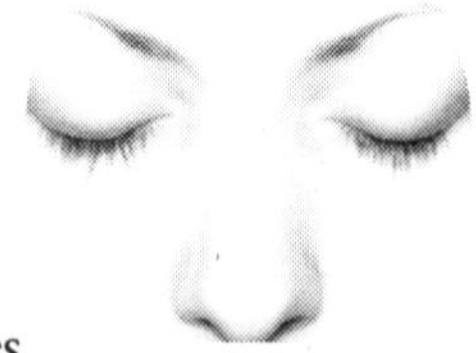

Des troubles de la concentration et de la mémoire, des sensations de vertige, des distractions avec incapacité de fixer son attention sont fréquents lors de candidoses. Les enfants – surtout lorsqu'ils ont souvent été traités par des antibiotiques – risquent de présenter des symptômes de ce type : ils souffrent en particulier de troubles du caractère et d'une diminution des facultés d'apprentissage et d'attention scolaire.

Déséquilibre du système nerveux: la spasmophilie

La candidose peut perturber l'absorption d'un grand nombre de minéraux, en particulier celle du magnésium. Un certain nombre de sujets chroniquement infectés, qui présentent déjà un déficit magnésien permanent, voient leur carence aggravée et souffrent en plus d'une perturbation caractéristique de l'équilibre nerveux appelée « spasmophilie ». Il s'agit d'une accumulation de symptômes nerveux caractérisés par une hypersensibilité neuromusculaire, une fatigabilité, une asthénie avec un manque d'être actif, une hypersensibilité affective, des crampes (abdominales, musculaires…).

La supplémentation systématique en magnésium permet d'améliorer les symptômes lorsqu'il est associé au traitement de fond de la candidose digestive.

La prise à long terme de sels magnésiens – gluconate ou orotate de magnésium – associée à la prise d'un sel de calcium dans le rapport 2/1 en faveur du calcium, permet d'améliorer les symptômes. Ces deux minéraux ont en effet une absorption compétitive au niveau de l'intestin et leur prise conjointe est réputée inutile, voire inefficace, si ce rapport n'est pas respecté.

Dépression chronique

C'est une aggravation du syndrome de fatigue chronique décrit au premier paragraphe de ce chapitre. Certains signes psychiques deviennent prédominants: inquiétude constante, peurs irraisonnées, pleurs fréquents surtout le matin, sensibilité allant jusqu'aux crises de larmes, perte du sommeil, nervosité accompagnée d'agressivité allant jusqu'à la colère…

Le candida transforme les sucres en alcool, avec formation d'acétaldéhyde, qui passe alors dans le sang. Ce dernier agit sur la dopamine (neurotransmetteur) et provoque dépression, anxiété, peur, irritabilité, humeur variable, troubles de la mémoire et de la concentration. Dans les cas où les symptômes psychiques sont dominants, le diagnostic de candidose digestive sous-jacente risque de ne jamais être porté. Cette affection latente constitue alors un barrage thérapeutique qui rend tout autre traitement inefficace à long terme. L'utilisation de médicaments chimiques antidépressifs à long terme risquant même d'aggraver la candidose. Les rechutes sont courantes tant que la candidose n'aura pas été traitée.

Si la spasmophilie, que nous avons vue précédemment, semble liée à une carence magnésienne chronique, aggravée par la présence de candidas, la dépression chronique serait liée à l'action neurotoxique de la toxine sécrétée par les candidas albicans : la candidine ou canditoxine.

Cette action particulière expliquerait les nombreux symptômes psychologiques et même psychiques si souvent rencontrés lors des candidoses digestives.

Les allergies

On appelle « levuride » une manifestation allergique cutanée, muqueuse ou viscérale, qui est une conséquence de la présence d'un foyer d'infection candidosique dans l'organisme. Ces manifestations résultent de la libération de fractions antigéniques de levures, qui sont responsables d'une sensibilisation.

L'apparition soudaine d'une allergie chez quelqu'un qui n'y était pas sujet auparavant doit être suspecte et attirer l'attention vers une candidose digestive éventuelle. Il peut s'agir d'allergies frustres : intolérance à certains aliments et/ou odeurs (parfums forts, cigarette, lessives), allergies solaires, allergies à la laine, au coton…

De même, l'aggravation soudaine de symptômes allergiques déjà connus peut constituer un signe de survenue d'une candidose.

→ Allergies respiratoires

Le coryza spasmodique, la rhinite, la sinusite, la toux spasmodique et l'asthme peuvent être liés à une sensibilisation au candida albicans. On estime les candidas être responsables de 10 % des allergies respiratoires, associés à d'autres allergènes. Cette fréquence peut augmenter à 30 % dans l'asthme.

Cas d'asthme lié au candida albicans

Marc est un jeune garçon qui a présenté dès sa jeune enfance une bronchite asthmatiforme qui aurait pu être banale. Il n'avait pas pu bénéficier d'une alimentation au sein et on sait que les manifestations allergiques sont plus fréquentes chez les enfants nourris artificiellement. Mais cet asthme a été traité par une antibiothérapie, d'emblée associée à une corticothérapie très importante, pendant plusieurs années. Il est devenu cortico-dépendant, c'est-à-dire que seuls les comprimés de cortisone associés aux aérosols de cortisone ou, lors de crises aiguës, les injections de corticoïdes pouvaient l'aider efficacement. Lors de la puberté, il a présenté des symptômes de décalcification. À cette époque, un eczéma sec (appelé névrodermite*) était venu compliquer son asthme et sa pathologie alternait entre les deux manifestations. Les multiples tests allergiques avaient été pratiqués, mais n'avaient révélé que des sensibilisations standards, sans conséquence thérapeutique exploitable. Une corticothérapie longue est toujours problématique, surtout chez les sujets jeunes en période de croissance.*

Marc se plaignait aussi de troubles digestifs chroniques (maldigestion des graisses, ballonnements, forte fatigue après les repas) et de symptômes évoquant clairement une hypoglycémie fonctionnelle (vertiges et sensations de défaillance, besoin de sucreries, fatigue chronique et troubles de l'attention et de la concentration). Ces symptômes ont attiré l'attention, et une hyperglycémie provoquée ainsi qu'une intradermo-réaction à la candidine ont alors été prescrites. Ces deux tests se sont révélés très positifs, alertant sur la possibilité d'une allergie interne induite par une candidose digestive. Un traitement de la candidose a donc été mis en place, associant une isopathie (Albicansan sous forme de gélules et Fortakehl sous forme de gouttes), du calcium et du magnésium sous forme naturelle (Dolomite), des régulateurs de la sécrétion des sucs digestifs (Digestodoron) et de la sécrétion pancréatique (Basilicum comp.) et un reminéralisant, antiputride intestinal et alcalinisant (Mégabase). Un régime strict anticandida a également été mis en place. Après une très courte période d'aggravation supportable de l'eczéma, une amélioration nette s'est manifestée, permettant d'interrompre les corticoïdes par voie générale. Au bout de quelques mois, Marc était transformé, plus calme, plus concentré, il ne souffrait plus que de quelques attaques d'asthme sec, facilement contrôlées par des sprays sans cortisone, et de quelques démangeaisons survenant par crises, sans lésions visibles. Le traitement a été adapté à ses nouveaux symptômes, et la thérapeutique isopathique ainsi que le régime alimentaire ont été maintenus plusieurs mois. Marc est toujours allergique, mais actuellement, il n'est plus « malade » et sa vie s'est considérablement transformée.

→ Allergies cutanées

Les réactions cutanées de type allergique induites par les candidas albicans revêtent des formes extrêmement diverses : eczémas secs, psoriasis, dyshidroses palmoplantaires, urticaires aigus ou chroniques, névrodermites, prurit sans lésion, acné rosacée…

→ **Allergies digestives**

Ce sont surtout les brûlures de l'œsophage et de l'estomac qui sont mises en rapport avec une allergie candidosique. On a également attribué à cette allergie des colites et des rectocolites.

Les douleurs articulaires

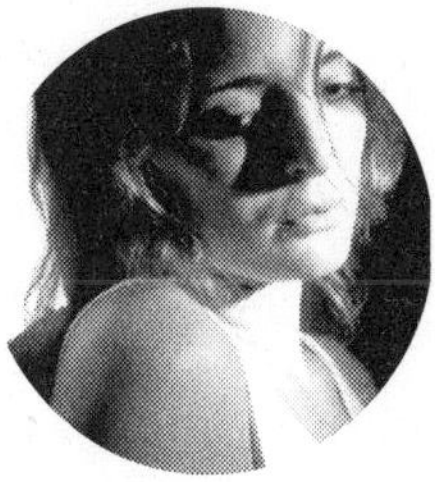

Un certain nombre de rhumatismes sont directement liés au développement anormal des candidas albicans dans notre corps. On peut qualifier de véritables rhumatismes fongiques ou mycosiques ces douleurs rhumatismales de type arthritique lorsqu'ils sont directement liés à la présence chronique de candidas albicans.

La consommation d'alcool

La consommation de vin, de bière, de vodka, donc des produits fermentés, est un facteur de promotion du développement des levures. Une personne ayant une candidose digestive est souvent attirée par l'alcool. Elle voit se développer une attirance vers les boissons alcoolisées.

◆◆◆

Dans un deuxième temps, le champignon migre hors du tube digestif et provoque des troubles principalement cutanés ainsi que des troubles des muqueuses :

- Vers le haut du tractus digestif, la migration provoquera du muguet, des eczémas mycosiques du cou, du cuir chevelu (un grand nombre de chutes de cheveux est dû à un eczéma mycosique du cuir chevelu), un eczéma des aisselles, de la poitrine.
- Vers le bas du tractus digestif, la migration sera responsable d'eczéma péri-anal. Le rectum semble être le réservoir le plus probable pour une infection du vagin, lors de vaginite à candida albicans. Il est en effet fréquent d'isoler le champignon au niveau du rectum des femmes atteintes de cette affection. Chez l'homme au contraire, la balanite mycosique est plutôt secondaire à une contagion après un rapport sexuel. Les mycoses des pieds et des ongles des doigts de pied sont également toujours secondaires à un développement trop important du champignon dans le tube digestif.

Les manifestations cliniques seront étudiées au chapitre suivant.

4

Les manifestations cutanéo-muqueuses

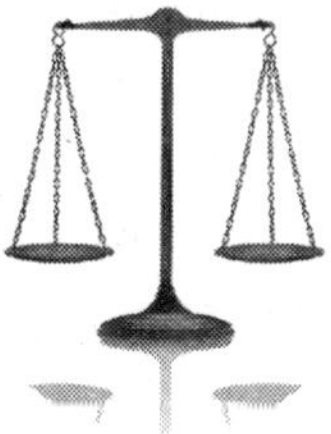

D'une manière générale, on peut dire que pour qu'une affection de nature mycosique se développe, deux facteurs doivent se conjuguer :

- tout d'abord, un terrain prédisposé par les différents facteurs exposés (voir chapitre II),
- puis que les circonstances locales soient favorables à l'épanouissement des candidas.

Les régions du corps où règnent chaleur et humidité, ainsi que les zones de frottement, représentent les endroits les plus propices au développement du champignon. À cause d'une macération chronique qui y a lieu, on rencontre les atteintes de la peau ou des muqueuses liées au candida dans certains sites, classiquement la bouche, l'estomac, l'intestin, le vagin, le gland, les zones de sudation (aisselles, aines, pieds) et les plis de flexion de la peau des obèses.

Le comportement du champignon est typique d'un germe opportuniste : il profite rapidement des faiblesses générales des défenses immunitaires de son hôte et des circonstances locales qui favorisent son développement, pour se multiplier et migrer.

Candidoses cutanées

Le développement des candidas au niveau de la peau prend l'allure d'un eczéma, c'est-à-dire d'une lésion cutanée qui provoque des démangeaisons (encore appelé une dermatose prurigineuse). L'affection se développe plus fréquemment au niveau des plis cutanés de flexion (sillons sous-mammaires, aisselles, plis inguinaux) ou aux espaces interdigitaux des pieds, réalisant ce que l'on a coutume d'appeler le pied d'athlète. L'emploi abusif de détergents énergiques a considérablement favorisé l'apparition des candidoses des mains, souvent compliquées de candidoses des ongles (périonyxis et onyxis), particulièrement difficiles à soigner.

→ Eczémas mycosiques

L'intertrigo (ou dermite des plis) se localise préférentiellement au niveau des plis de flexion de la peau et se caractérise par des lésions souvent symétriques, de couleur rouge vineuse sombre, bordées d'une collerette blanchâtre très riche en levures. Il se rencontre au niveau des aines, des aisselles, de l'ombilic, des plis sous-mammaires, des sillons interdigitaux. Favorisées par la transpiration et la macération, ces lésions sont surtout fréquentes chez les obèses. Les sujets atteints accusent de manière constante des démangeaisons, des sensations de picotements ou de brûlures.

L'intertrigo mycosique se rencontre à tout âge, et plus souvent chez la femme. La maladie est peu contagieuse ; il s'agit le plus souvent d'une autocontamination à partir de l'intestin ou du vagin.

La perlèche est la forme que prend la mycose à candida albicans (responsable dans 96 % des cas) lorsqu'elle se localise au niveau des commissures labiales. Les facteurs favorisants sont nombreux, outre les troubles généraux mentionnés précédemment. Il faut surtout citer des facteurs locaux, en particulier les irritations dues aux régurgitations des enfants, aux pâtes dentifrices mal supportées, aux prothèses dentaires, aux appareils orthodontiques, au port de la pipe à la commissure. La formation d'un petit pli cutané descendant obliquement, fréquent chez les édentés, et l'hypersalivation favorisent le développement d'une candidose commissurale. Elle est donc plus fréquente chez les enfants de 3 à 10 ans et chez les adultes de plus de 60 ans.

L'eczéma mycosique du thorax survient préférentiellement chez l'homme, au niveau de la région pileuse intermammaire. Il est favorisé par la transpiration.

→ Candidose unguéale

L'onyxis et le périonyxis sont les noms donnés à l'atteinte des ongles par le candida albicans. Cette atteinte peut adopter deux formes : la forme humide prend l'aspect d'une pseudo-suppuration inflammatoire et rouge. Le sillon autour de l'ongle disparaît et la peau devient rouge, vernissée et sensible. La forme sèche touche surtout les bords latéraux des ongles qui deviennent épais, décollés, friables et jaune verdâtre. La localisation la plus fréquente est l'ongle du gros orteil qui se décolle peu à peu.

Le traitement est local et comprend une désinfection, avec des bains alcalins au bicarbonate de soude ou au borate de soude, des pommades associant acide salicylique/acide benzoïque et des brossages par des savons liquides antifongiques. La solution de Milian ou les antifongiques liquides sont à appliquer le soir. L'application de la pommade Cuprum

Met. 0,4 % – Tabacum 1 % (Weleda) et de la lotion Demyc (Pekana) donne souvent de très bons résultats.

Dans les formes importantes, il est parfois nécessaire de retirer l'ongle pour pouvoir traiter la mycose sousunguéale.

→ Pied d'athlète

C'est une lésion particulièrement fréquente qui correspond à un intertrigo des orteils. Le début se fait classiquement dans le fond du pli du 4e espace interdigito-plantaire, qui devient fissuré et macéré. L'extension se fait le long des bords latéraux des orteils, puis atteint les ongles avec périonyxis, et la région plantaire où l'extension peut être importante. Le candida albicans s'associe ici fréquemment à d'autres champignons (Tr. rubrum, Tr. interdigitalis, E. floccosum).

Les lésions sont favorisées par la sudation plantaire, le port de chaussures ou de bottes et la fréquentation des terrains de sports, des plages et des piscines.

Le traitement local du pied d'athlète comprend des bains de pieds séchants, l'application d'antifongiques locaux ou de la lotion Demyc (Pekana), et l'hygiène soigneuse des pieds (bains de pieds fréquents très chauds additionnés de Calendula T.M. – changement quotidien de chaussettes). Le jus de citron total (avec l'écorce) donne de bons résultats. Le remède homéopathique Petroleum en basse dilution fait parfois des miracles pour cette localisation.

Les solutions alcooliques (alcool iodé salycylé) ne sont appliquées que lorsque les lésions sont sèches. L'emploi du talc au Calendula, de la poudre Wecesin et de la pommade Sanipied (Weleda) aide à éviter les rechutes une fois la guérison acquise.

Après la disparition apparente des lésions, le traitement doit être poursuivi assez longtemps, 20 jours au moins.

Candidoses des muqueuses

→ Candidoses buccales

On considère le candida comme faisant partie de la flore indigène normale de la bouche. En effet, on peut l'isoler de la cavité buccale saine chez plus de 50 % des humains. Toutefois, dans certaines conditions, il peut y proliférer et provoquer une infection buccale et péribuccale envahissante.

Le muguet est la forme de candidose la plus anciennement connue. Il se manifeste par un enduit blanc crémeux épais, s'arrachant difficilement par grattage. La lésion se développe de façon bilatérale sur un fond de muqueuse inflammatoire lie-de-vin ou rouge sombre. Elle se localise sur la face interne des joues, le palais, la langue et peut entraîner des brûlures intenses (langue dépapillée). Le muguet se voit surtout chez le nourrisson et le vieillard.

La langue noire à levures constitue une lésion complexe, associant une hypertrophie des papilles linguales situées sur l'avant de la langue à une pigmentation de celle-ci, allant de la couleur chamois au noir verdâtre. Cette lésion est classiquement secondaire à la prise d'antibiotiques du type des tétracyclines.

La parodontite candidosique : les poches parodontales sont de véritables niches ou se développent des colonies de candida albicans. Les travaux du Dr Samuel Debard sont remarquables dans ce domaine.

Le traitement consiste en une alcalinisation à l'aide de bains de bouche au bicarbonate de soude mis en solution dans de l'eau oxygénée à 10 volumes, en appliquant localement des antifongiques spécifiques (suspension de nystatine, solution topique de violet de gentiane à 1 %, solution de borate de soude) par badigeonnage au contact même des lésions. Changement de la brosse à dents chaque mois.

Le rinçage de la bouche chaque matin avec de l'huile de tournesol vierge, que l'on garde 3 à 5 minutes en la malaxant avec la salive, puis la recracher, complète le traitement.

Comme toujours, le traitement ne doit pas se limiter aux simples applications locales, mais tenir compte du déséquilibre du terrain.

→ Candidoses génitales

La vulvo-vaginite mycosique

La vaginite à candida est une affection fréquente et désagréable, qui touche principalement les femmes en âge de procréer. On estime que les trois quarts environ de toutes les femmes avaient au moins une fois au cours de leur vie une vaginite à candida. 85 à 90 % de ces dernières sont dues au candida albicans ; les autres sont causées par d'autres espèces. L'histoire suivante résume bien la plupart des cas :

Une femme de 53 ans souffrait depuis 15 ans d'une infection vaginale chronique et récidivante à candida albicans. Chaque rechute était traitée par son gynécologue à l'aide d'ovules de nystatine. Ce traitement faisait disparaître rapidement les symptômes de démangeaisons, de pertes abondantes et de gêne douloureuse, mais l'infection revenait régulièrement.

Un traitement quotidien d'hygiène locale grâce à un savon acide, suivi d'instillations de lactobacilles acidophiles, fut alors prescrit. On l'accompagna d'un régime alimentaire, de compléments nutritionnels et d'un traitement isopathique. Plus aucune infection vaginale ne se produisit. L'adjonction du régime, des compléments nutritionnels et de l'isopathie augmenta la résistance locale de cette patiente aux candidas et évita définitivement les rechutes.

On estime que 30 % des femmes enceintes et 15 % à 30 % des femmes non gravides sont porteuses de candida albicans au niveau du vagin. Le candida a été considéré comme un hôte commun et normal du vagin, dont la présence n'est pas obligatoirement responsable de symptômes. La moitié seulement de ces femmes souffrent tôt ou tard d'une vulvovaginite, qui se manifeste par des brûlures, des démangeaisons, des gênes, voire des douleurs et des pertes plus ou moins nauséabondes. Un grand nombre de femmes atteintes de vaginites à candidas souffrent constamment de récidives, ce qui rend leur vulvovaginite insupportable (mais il est en fait difficile de dire s'il s'agit de réinfections ou de rechutes). Les rechutes se manifestent principalement chez les femmes qui présentent des facteurs prédisposants.

Un grand nombre de facteurs peuvent être responsables dans la genèse d'une infection vaginale à candida albicans. La chaleur et l'humidité sont les deux éléments les plus propices au développement du champignon. Une mauvaise hygiène, une nutrition erronée, une faiblesse locale du système immunitaire, la prise de la pilule anticonceptionnelle, d'antibiotiques locaux ou de cortisone contribuent à l'apparition de cette maladie infectieuse. Il est possible que les femmes vivant dans les climats du Sud (zones tropicales et subtropicales) sont plus sujettes à ce type d'infection que celles vivant au Nord. Ceci est lié aux facteurs climatiques facilitant la transpiration.

La candidose vaginale doit être considérée comme une maladie sexuellement transmissible qui se communique entre partenaires sexuels. C'est la raison pour laquelle il faut penser à traiter systématiquement le partenaire de toute femme porteuse d'une telle vaginite, sous peine de ré-infestation systématique après chaque rapport. On sait actuellement que le candida se trouve chez environ 20 %

des partenaires masculins des femmes souffrant de vaginite récidivante due à une levure (chez les hommes circoncis, les atteintes fongiques sont plus rares). Il se retrouve quatre fois plus souvent chez les hommes dont la partenaire est atteinte de candidose que chez ceux dont la partenaire ne présente aucune affection de ce genre.

Tout facteur irritant local (parfum, déodorant, papiers humides et parfumés d'hygiène locale…) peut fragiliser la région et être l'agent promoteur d'une infection secondaire à candida albicans.

Comme il a déjà été maintes fois mentionné, l'utilisation des antibiotiques est l'une des principales causes de l'apparition des candidoses. Tous les antibiotiques éliminent les lactobacilles de l'organisme, en particulier au niveau du tractus gastro-intestinal et du vagin. Or, ce dernier ne peut maintenir un équilibre bactériologique physiologique sans la présence des lactobactéries acidophiles (bacilles de Doderlein). Pendant la naissance de l'enfant, le vagin maternel, qui contient normalement des lactobacilles, introduit ces bactéries amicales dans les intestins du bébé afin de le protéger d'autres bactéries plus agressives. Une flore vaginale ou intestinale altérée par antibiotiques doit donc être considérée comme l'une des principales sources de promotion d'une candidose.

Chez la femme, une mauvaise technique d'essuyage de l'anus après les selles est également une cause de propagation de champignons du tractus gastro-intestinal au vagin. De nombreuses femmes s'essuient de l'arrière vers l'avant, c'est-à-dire de l'anus vers le vagin, ce qui provoque l'ensemencement de possibles candidas intestinaux dans le vagin. Il est bien sûr souhaitable de changer cette habitude si elle est incorrecte.

L'infection par le candida survient classiquement entre le 10e et le 14e jour après l'ovulation et se développe dans les jours qui suivent immédiatement la menstruation. L'hormone féminine progestérone (qui est l'un des composants des pilules contraceptives) favorise le développement des champignons. Sa sécrétion est particulièrement abondante pendant les jours qui suivent l'ovulation. Le flux menstruel, qui est un excellent milieu de culture, en facilite aussi la prolifération, ainsi que l'utilisation de tampons périodiques. Les contraceptifs oraux modernes (préparations séquentielles) n'ont pas une grande influence sur la composition de la flore vaginale. Par contre, les anciens contraceptifs oraux risquent de provoquer une vaginite à candida. De telles vaginites se manifestent aussi plus fréquemment chez des femmes enceintes. D'après une étude publiée récemment, la présence de candida albicans dans le vagin est plus fréquente chez les femmes qui portent un « dispositif intra-utérin » (stérilet) que chez celles qui n'en portent pas.

◆◆◆

Ainsi, le contrôle régulier du pH vaginal est un bon élément pour dépister une mycose vaginale latente.
Le diagnostic se fait sur un certain nombre de critères de détermination :

- pertes vaginales excessives, grisâtres et granuleuses,
- sécrétions malodorantes,
- présence de cellules fongiques à l'examen microscopique direct du frottis vaginal, en présence de KOH (hydrate de potassium) à 10 %,
- augmentation massive du nombre des leucocytes,
- pH vaginal supérieur à 4,7 (donc plus alcalin que la normale),
- absence de *clue cells*.

Conseils pour éviter les mycoses vaginales

- La femme doit s'assurer que son organisme contient des lactobacilles et éviter de les détruire avec des antibiotiques. Les lactobacilles acidophilus peuvent être pris oralement comme compléments alimentaires pour ensemencer l'intestin. Ils peuvent également être utilisés en ovules vaginaux.
- Il est préférable qu'elle porte des jupes plutôt que des pantalons afin de permettre une meilleure aération, ainsi que des sous-vêtements en coton plutôt que synthétiques. Les sous-vêtements en tissus naturels sont frais et absorbants. On rappelle le risque présenté par le port de pantalons étroits qui empêchent une bonne ventilation et favorisent le développement de l'humidité et de la chaleur.
- Il est important qu'elle ait une hygiène intime méticuleuse, en s'essuyant systématiquement de l'avant vers l'arrière après les selles, en changeant fréquemment de tampons périodiques ou de serviettes hygiéniques et en prenant des douches vaginales fréquentes.
- Pour ces dernières, on conseille des savons acides ou de l'eau vinaigrée. On les pratique deux fois par jour, ce qui empêche le développement des champignons.
- Il lui est conseillé d'aller uriner afin de vider sa vessie avant tout rapport sexuel et d'éviter les rapports oraux génitaux. Une toilette intime sera faite immédiatement après le rapport afin d'éviter la prolifération des candidas qui auraient été transmis par l'acte. Enfin, le développement des candidas est fonction du pH vaginal. Celui-ci est normalement acide (entre 4 et 5), mais il devient alcalin pendant la période des règles (le pH sanguin est alors de 7,4). Le pH vaginal est également alcalin au cours d'une vaginite mycosique. L'infection peut ainsi être méconnue et seulement révélée par un pH vaginal alcalin en dehors des règles.

Pour établir aussi sûrement que possible le diagnostic d'une infection vaginale à candida, il est recommandé de prendre en considération autant les aspects cliniques que microbiologiques.

Le traitement local

- Ovules à base d'antifongiques, en traitement d'attaque pendant quelques jours (cf. chapitre VI), rapidement relayés par des ovules à base de plantes, associés ou non à des huiles essentielles (voir chapitre VI). Ces ovules sont à mettre en place le soir pour la nuit, en prenant soin de se protéger.
- Douches vaginales acides biquotidiennes, avec une solution d'acide borique à 3 %, ou de l'eau vinaigrée ou citronnée, pendant 2 à 3 jours au plus (déconseillées aux femmes enceintes).
- Suppositoires de Albicansan® alternés avec des ovules de Lactobacilles.
- Gel ou pommade externe sur la vulve pour éviter les démangeaisons.

La candidose vaginale soulève une question importante : dans quelle mesure peut-elle augmenter le danger de contagion d'une infection à HIV ? En effet, il semble que ce soit le cas pour les infections sexuellement transmissibles qui pénètrent par les lésions et les infections génitales causées par d'autres microbes…

La balanite mycosique

La balanite est la forme qu'adopte la candidose génitale chez l'homme. Elle touche le gland et se manifeste sous la forme de multiples petites taches blanches entourées d'un fin liseré épidermique plus rouge. Si le développement des champignons est important, le gland devient rouge luisant dans sa

totalité et les sensations de démangeaisons, puis de brûlures, peuvent être intenses. Les lésions peuvent secondairement s'étendre au prépuce, qui devient rouge et douloureux, parsemé de dépôts blanchâtres.
Cette affection se rencontre surtout chez le diabétique, mais peut se développer de manière sporadique chez tout individu sain, à la suite de contacts sexuels qui donnent alors une atteinte passagère. Cette lésion mycosique se développe plus facilement chez les hommes non circoncis.
Le traitement est local, à l'aide de pommades antifongiques, de bains alcalinisants et d'une hygiène attentive. Le traitement de la partenaire est indispensable.

5

Comment diagnostiquer la candidose digestive ?

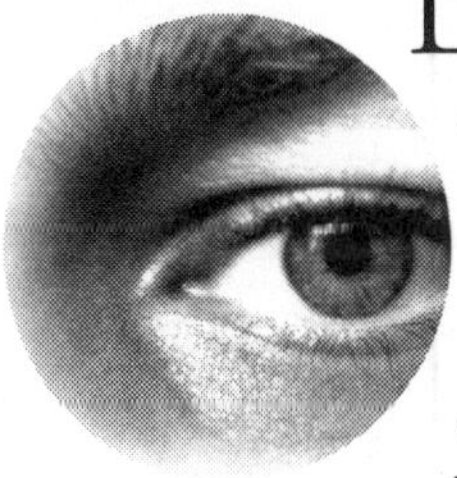

Le diagnostic d'une candidose digestive est en principe facile à faire. Les symptômes en sont suffisamment caractéristiques pour que le thérapeute y pense et fasse pratiquer des examens appropriés afin de conforter ses présomptions.

Rappelons qu'une infestation digestive par le candida albicans peut provoquer des symptômes variés :

- *Symptômes gastro-intestinaux :* muguet, ballonnements, gaz, crampes intestinales, démangeaisons anales, perturbations du transit intestinal qui sont les symptômes correspondant au développement important de candidas albicans au niveau de l'intestin, mais pouvant toucher d'autres systèmes de l'organisme, plus particulièrement les systèmes gastro-intestinal, nerveux et articulaire.
- *Symptômes généraux :* fatigue chronique, perte d'énergie, sensation de malaise général, baisse de la libido.
- *Symptômes urogénitaux :* infections génitales à champignons et infections urinaires bactériennes répétitives.

- *Symptômes cutanés :* prurits, démangeaisons, éruptions.
- *Symptômes endocriniens :* règles douloureuses (dysménorrhées), désir inconsidéré de sucreries (paradiabètes), obésités et surcharges pondérales.
- *Symptômes nerveux :* dépression, irritabilité, difficultés de concentration.

Il faut qu'un faisceau de signes bien précis attire l'attention sur l'hypothèse d'une candidose digestive. Nous allons énumérer ces signes dans des tableaux synoptiques qui seront faciles à utiliser en pratique.

Les facteurs prédisposants

C'est tout d'abord la reconnaissance de facteurs de risques dans les antécédents de la personne concernée, qui peuvent être responsables du développement anormal du candida albicans et qui orientent vers le diagnostic de mycose digestive :

- Alimentation riche en sucreries, en fruits, en jus, surtout en sucres rapides raffinés.
- Grossesse unique ou multiple.
- Prise de pilule contraceptive.
- Prédiabète (syndrome de résistance à l'insuline) ou diabète de type II.
- Traitement par des corticoïdes.
- Traitements par des antibiotiques, en particulier ceux du type *Tétracycline* et *Pénicilline*.
- Suralimentation.

Le profil type

Les sujets souffrant de candidose digestive présentent un certain nombre de critères, eux-mêmes dépendants de variables telles que l'âge, la fréquence des relations sexuelles, la résistance aux agressions de l'environnement… qui sont des facteurs de promotion de la croissance du candida.

Profil typique du patient porteur d'une candidose

Sexe :	Femme
Âge :	Entre 15 et 50 ans
Symptômes :	Un ou plusieurs de ceux cités en début de ce chapitre
Antécédents :	Mycose vaginale chronique Usage fréquent d'antibiotiques pour des infections banales ou pour de l'acné, prise régulière de la pilule anticonceptionnelle, utilisation régulière de stéroïdes hormonaux (après la ménopause par exemple)
Pathologies associées :	Syndrome prémenstruel Allergies alimentaires, allergies chimiques diverses, perturbations endocriniennes, psoriasis, colite chronique, côlon irritable, hypoglycémie fonctionnelle, besoin de sucreries, épaississement et aspect jaunâtre des cornes cutanées plantaires, mycose des ongles des gros orteils

Le diagnostic

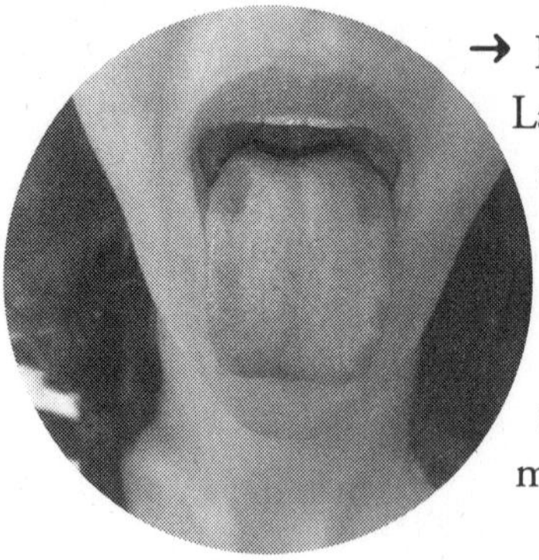

→ L'examen de la langue

La langue est le reflet du tube digestif. Le développement de la levure sur la langue témoigne de sa présence dans le reste du tube digestif. La langue apparaît blanchâtre, recouverte d'un enduit plus ou moins épais.

→ Une analyse de selles

Il s'agit d'une analyse simple, appelée coproculture, qui s'effectue dans un laboratoire d'analyses médicales et qui pourra mettre en évidence la présence de spores de champignons dans l'intestin. Mais une coproculture négative ne signifie pas qu'il n'y ait pas d'infection.

→ Dosage des métabolites organiques urinaires

Elle vise à repérer la présence de micro-organismes pathogènes par l'identification de leurs métabolites dans l'urine du patient. La reconnaissance de certaines molécules issues du métabolisme des levures et absorbées par la muqueuse intestinale sont ensuite éliminées par les reins. Ce test, qui s'avère plus fiable que la coproculture, est d'interprétation facile.

Arabinose	CANDIDA (aigu)
Arabinitol	CANDIDA (aigu)
Tartarate	CANDIDA (chronique)
Citramalate	SACCHAROMYCES
Bêta-cétoglutarate	CANDIDA
Furan 2 carboxylate	ASPERGILLUS
Furan 2,5 dicarboxylate	ASPERGILLUS
3 OH 3 méthyl-glutarate	ASPERGILLUS

→ **Un test intradermique à la candidine**

Il s'agit d'une petite injection de 0,1 ml d'une solution de sérum physiologique contenant une dilution (généralement à 1/1 000) de la toxine la plus importante sécrétée par le candida albicans, la candidine. Comme pour le test de dépistage de la tuberculose, il s'agit d'une réaction dite d'hypersensibilité retardée faisant intervenir l'immunité cellulaire. Le résultat se lit à la 72e heure après injection. S'il est positif, il se forme une plaque rouge plus ou moins grande en fonction de la sensibilisation individuelle, qui dépend elle-même de l'importance et de l'ancienneté de l'infection par le candida albicans. La positivité de la réaction indique l'existence d'un contact immunisant par la mycotoxine sans donner d'indication quant à sa date.

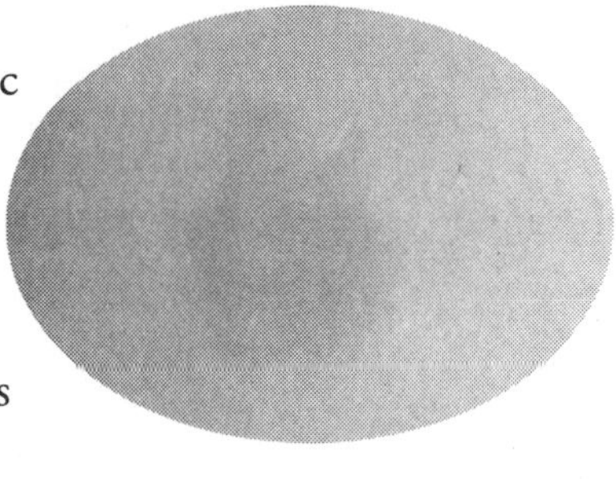

S'il peut contribuer au diagnostic de dépistage, le test ne peut servir de critère d'efficacité thérapeutique. Il reste en effet positif très longtemps après que l'infection a été traitée avec succès et que les symptômes ont disparu. Ainsi, une intradermo-réaction positive ne signifie nullement l'existence d'une candidose actuelle. Aussi attribue-t-on avant tout une importance particulière à la réaction focale et générale qui pourra l'accompagner.

→ Le questionnaire d'évaluation

En plus de l'anamnèse classique et de l'observation, le questionnaire suivant est un outil de dépistage très utile afin de découvrir si un sujet est susceptible d'être porteur d'une candidose.

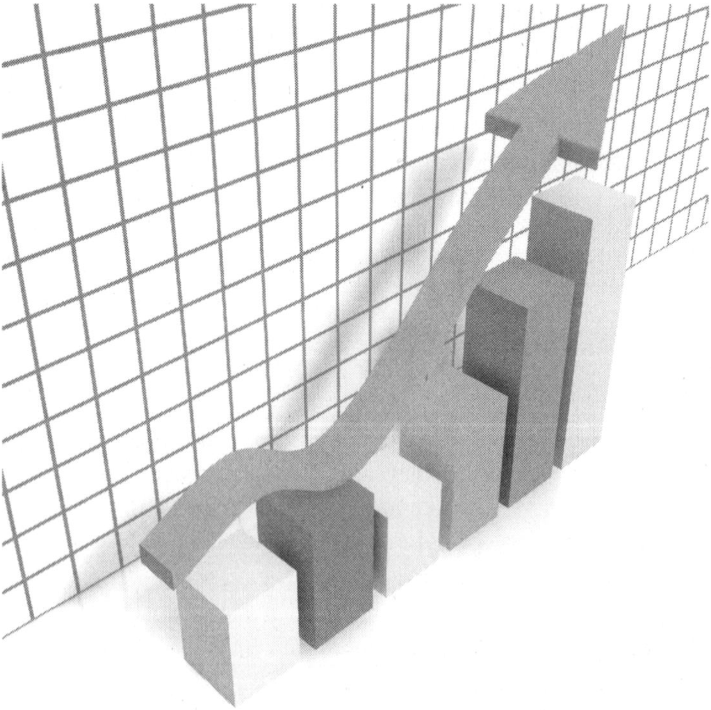

Histoire clinique		
Pour chaque question à laquelle vous répondez « OUI », notez le chiffre indiqué dans la colonne de droite.		
1	Avez-vous pris des tétracyclines ou d'autres antibiotiques pour traiter une acné pendant plus d'un mois?	25
2	Avez-vous déjà pris, ne serait-ce qu'une fois dans votre vie, un antibiotique à large spectre pour traiter un problème urinaire, gynécologique, respiratoire ou autre, pendant une période de 2 mois ou plus ou pendant de plus courtes périodes, mais plus de 3 fois dans une année?	20
3	Avez-vous déjà pris un antibiotique à large spectre ne serait-ce qu'une seule fois dans votre vie?	6
4	Avez-vous, à une période quelconque de votre vie, été gêné par une prostatite persistante, une vaginite ou une quelconque affection de l'appareil génito-urinaire?	25
5	Avez-vous déjà été enceinte une fois?	3
6	Avez-vous été enceinte deux fois ou plus?	5
7	Avez vous utilisé une pilule contraceptive pendant une période de 6 mois à 2 ans?	8
8	Avez-vous utilisé une pilule contraceptive pendant une période supérieure à 2 ans?	15
9	Avez-vous pris de la cortisone pendant une période inférieure à 15 jours?	0
10	Avez-vous pris de la cortisone pendant une période supérieure à 15 jours?	15
11	Les odeurs fortes, les parfums, les insecticides provoquent-ils chez vous des réactions faibles?	5
12	Les odeurs fortes, les parfums, les insecticides provoquent-ils chez vous des réactions fortes?	20
13	Les symptômes dont vous souffrez sont-ils accentués par temps humide, ou dans des endroits humides?	20
14	Présentez-vous ou avez-vous déjà souffert de mycose unguéale ou interdigitale?	20
15	Ressentez-vous souvent le besoin de manger du sucre?	10
16	Ressentez-vous souvent le besoin de manger du pain?	10
17	Ressentez-vous souvent le besoin de boire de l'alcool?	10
18	La fumée du tabac vous dérange-t-elle?	10

Symptômes principaux :		
Si vous présentez un ou plusieurs des symptômes suivant, inscrivez en face de chacun d'eux: • **3 points** si le symptôme est occasionnel ou peu marqué • **6 points** si le symptôme est fréquent ou marqué • **9 points** si le symptôme est sévère et aliénant		
1	Fatigue	
2	Coups de pompes	
3	Faiblesse de la mémoire	
4	Sensation de « planer »	
5	Dépression	
6	Sensation d'engourdissement, de fourmillement, de brûlure	
7	Douleurs musculaires	
8	Faiblesses musculaires ou paralysies	
9	Douleurs et/ou enflures des articulations	
10	Douleurs abdominales	
11	Constipation chronique	
12	Diarrhée	
13	Enflures, gonflements	
14	Pertes blanches, leucorrhées	
15	Brûlures et démangeaisons vaginales	
16	Prostatite	
17	Impuissance	
18	Diminution ou perte de la libido	
19	Endométriose	
20	Dysménorrhée, règles douloureuses et irrégulières	
21	Syndrome prémenstruel, tension mammaire avant les règles	
22	Points noirs devant les yeux	
23	Vision trouble, floue	

Autres symptômes :		
Si vous présentez un ou plusieurs des symptômes suivant, inscrivez en face de chacun d'eux : • **1 point** si le symptôme est occasionnel ou peu marqué • **2 points** si le symptôme est fréquent ou marqué • **3 points** si le symptôme est sévère et aliénant		
1	Somnolence	
2	Irritabilité ou « peurs »	
3	Manque de coordination	
4	Difficultés de concentration	
5	Variabilité de l'humeur	
6	Maux de tête	
7	Perte de l'équilibre, vertiges	
8	Sensation de pression sur les oreilles	
9	Démangeaisons (besoin de se gratter le milieu du dos)	
10	Éruptions (urticaire, eczéma, ragades, dartres…)	
11	Brûlures dans la région du cœur	
12	Indigestions	
13	Éructations, gaz intestinaux	
14	Selles avec mucus	
15	Hémorroïdes	
16	Bouche sèche	
17	Éruptions ou cloques dans la bouche	
18	Mauvaise haleine	
19	Arthrite et/ou gonflement des articulations	
20	Congestion nasale, écoulement nasal	
21	Écoulement nasal postérieur	
22	Démangeaisons du nez	
23	Bouche sèche et endolorie	

24	Toux	
25	Douleur ou resserrement au niveau de la poitrine	
26	Respiration sifflante ou respiration courte	
27	Mictions fréquentes et urgentes	
28	Brûlures mictionnelles	
29	Vue faible	
30	Brûlure des yeux et/ou larmes	
31	Otites fréquentes, cérumen abondant	
32	Douleurs des oreilles ou surdité	

Le score total obtenu permet d'orienter le diagnostic vers une éventuelle candidose chronique :
• Il y a pratiquement certitude de la présence d'une candidose chronique si le score obtenu est d'au moins 180 pour une femme et de 140 pour un homme.
• Une candidose chronique est très probablement présente lorsque le score obtenu est d'au moins 120 pour une femme et de 90 pour un homme.
• Une candidose chronique peut être présente lorsque le score obtenu est d'au moins 60 pour une femme et de 40 pour un homme.
• Avec des scores inférieurs à 60 pour une femme et à 40 pour un homme, les troubles présentés ne semblent pas liés à une candidose.

→ Le test de la salive

La source de ce test est inconnue, mais il est utilisé depuis longtemps et se révèle très fiable dans le diagnostic d'une candidose buccale.

- Remplissez un verre avec de l'eau et placez-le la nuit près de votre lit. Le matin, dès le réveil, crachez de la salive dans le verre d'eau.
- Observez immédiatement le comportement de la salive, puis vérifiez à nouveau 2 ou 3 minutes plus tard. Vérifiez ensuite le verre toutes les 15 minutes jusqu'à ce que vous partiez pour la journée.

Une salive saine reste claire, flotte sur l'eau au début et se dissout lentement dans l'eau. La présence de bulles et de mousse est normale.

La présence de levures produit les effets suivants :

- formation de filaments qui s'orientent vers le bas du verre,
- formation d'un « nuage » salivaire qui tombe au fond du verre,
- apparition de taches floconneuses en suspension dans l'eau.

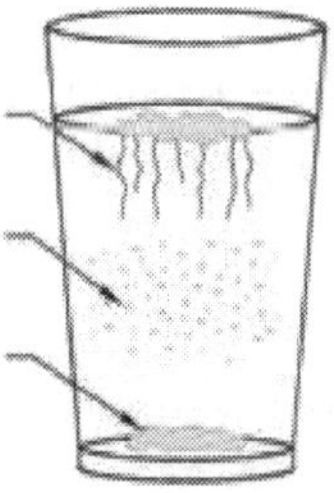

Plus il se forme de filaments et de nuages et plus ils apparaissent rapidement, plus on doit suspecter la présence d'une candidose buccale.

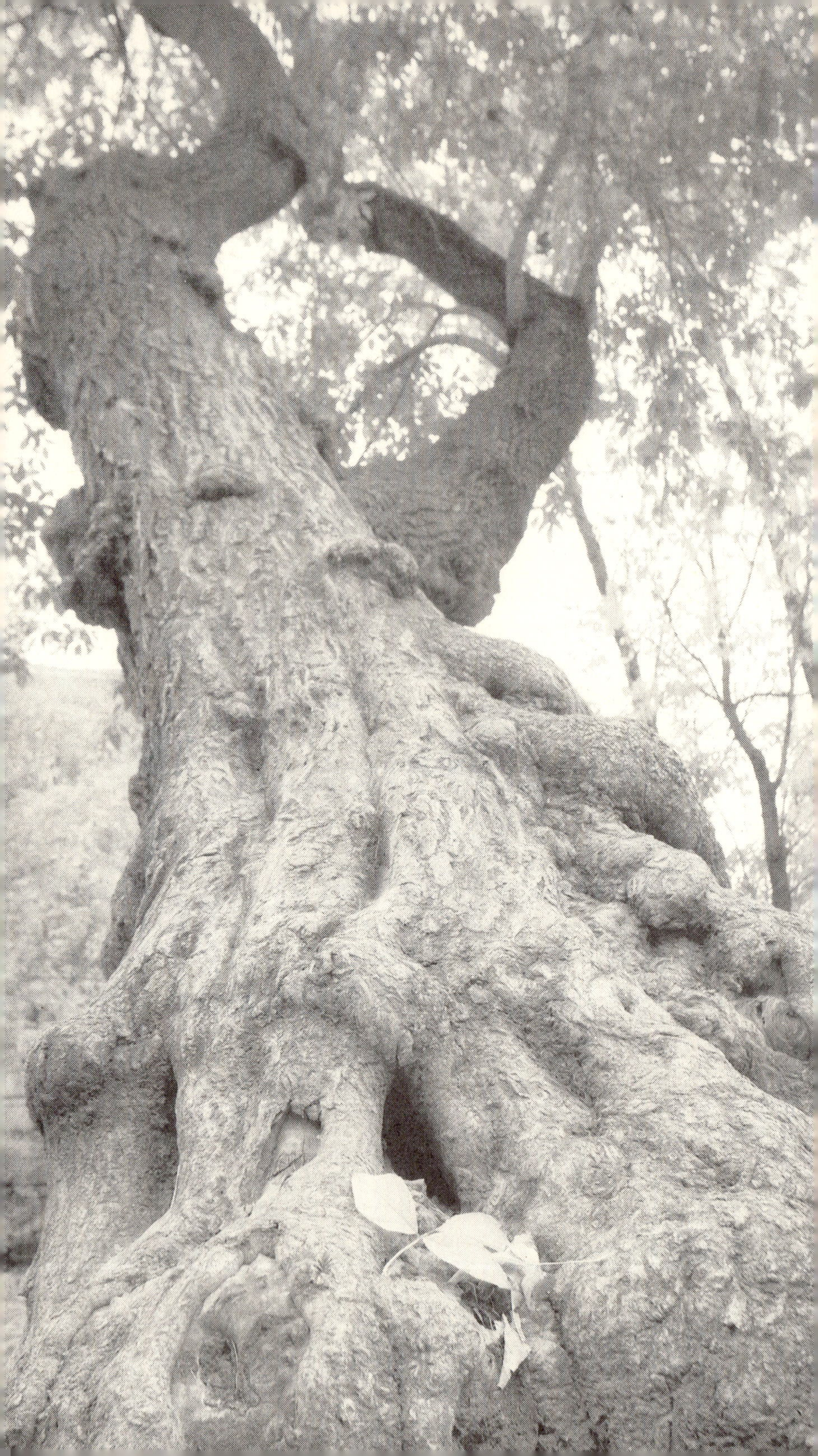

6

Les traitements

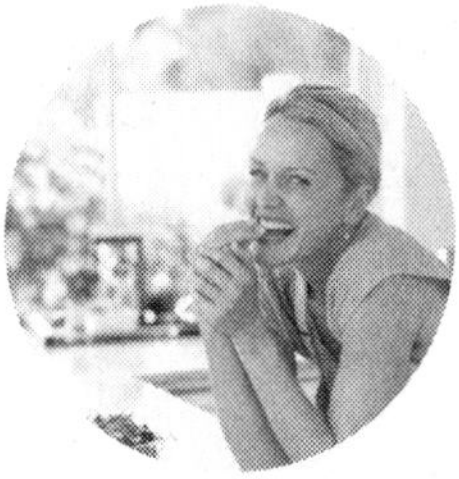

Le traitement de la candidose digestive tendra à réduire les facteurs de promotion de la croissance du champignon. Dans cette perspective, quatre points seront particulièrement importants lors de la prise en charge thérapeutique :

- Réhabiliter les fonctions digestives hépato-pancréatiques.
- Suivre un régime strict pendant toute la durée du traitement et même après.
- Instaurer un programme thérapeutique anticandidas.
- Prévoir une supplémentation alimentaire et vitaminique afin de combler les éventuelles carences.
- Rétablir une hygiène intestinale correcte par des mesures adaptées.

Il faut d'ores et déjà insister sur le fait que pour obtenir des résultats satisfaisants et durables, tout traitement de candidose chronique doit être fidèlement poursuivi pendant plusieurs mois. Il est notamment capital qu'une fois corrigées, les habitudes alimentaires ne se dégradent pas à nouveau ; les excès de sucres surtout doivent être évités, sous peine de rechutes.

Traiter l'insuffisance des sucs digestifs

Les sécrétions digestives telles que l'acide chlorhydrique, les enzymes pancréatiques et la bile empêchent normalement le développement excessif des levures et leur propagation dans le tractus gastro-intestinal. Une carence ou une faiblesse de l'un ou de l'autre de ces facteurs permettra donc au champignon de se développer. La restauration de la qualité des sécrétions digestives grâce à des compléments appropriés est un point capital du traitement de ces candidoses.

Un certain nombre de spécialités homéopathiques améliorent la qualité des sucs digestifs ainsi que de la digestion.

Pour améliorer la qualité de la digestion

- Cichorium comp. Weleda pour l'estomac
- Choléodoron Weleda pour la vésicule biliaire
- Aspidium/Salix composé Weleda pour l'intestin
- Centaurium composé Weleda pour la constipation
- Carbo coffae 100 % trit Weleda spécifique des troubles digestifs liés aux candidoses

Les enzymes pancréatiques peuvent également être d'une aide précieuse pendant le traitement d'attaque, car la digestion incomplète des protéines et des sucres est responsable d'un certain nombre de problèmes dans l'organisme. Elle favorise en particulier l'apparition d'allergies alimentaires et la formation de substances toxiques dans l'intestin et le côlon (les ptomaïnes).

Les enzymes pancréatiques sont indispensables à une bonne digestion et contribuent également à empêcher le développement de champignons, de parasites ou de bactéries. De plus, elles aident l'organisme à rompre les complexes immuns.

Extraits enzymatiques

- Créon 12000 U Gélule de granulés gastrorésistants (Solvay Pharma)
- Ergylase Nutergia
- Digestives enzymes de Super Smart

Traiter l'insuffisance hépatique chronique

Un affaiblissement de la fonction hépatique suite à une agression chimique provoque le développement de candidas chez la souris. Il est très probable que le même phénomène se produise chez l'homme. Le foie est ainsi un organe important de la lutte contre l'envahissement de l'organisme par les champignons.

Les éléments toxiniques issus du développement des candidas sont absorbés dans le sang au niveau des intestins et filtrés par le foie. L'affaiblissement des processus de détoxication hépatiques serait responsable de l'hypersensibilité aux substances chimiques que présentent les sujets porteurs de candidose chronique. Les symptômes qui accompagnent cette pathologie – tels que le psoriasis – montrent que le foie ne filtre pas suffisamment le sang.

Les sujets souffrant de candidose chronique présentent souvent les symptômes de la réaction d'Herxheimer (aggravation de la maladie au début du traitement) lorsqu'on leur administre des antifongiques puissants. Cette réaction provient du fait que la mort des candidas provoquée par la drogue chimique libère d'importantes quantités de toxines dans le sang. Les capacités de détoxication hépatiques se trouvent alors dépassées et la toxémie s'élève, d'où une aggravation passagère des symptômes. C'est la raison pour laquelle il est important de soutenir les fonctions hépatiques avant d'entreprendre un traitement agressif des candidoses chroniques.

Hépato-protecteurs et hépato-draineurs

- Hépatodoron de Weleda
- Chelidonium comp. de Weleda
- Liv 52 Ayurmedica
- Apo-Hepat de Pekana
- Ergy Desmodium de Nutergia
- ...toute autre thérapie de soutien hépatique

Corriger une alimentation erronée

Régime anticandida

La correction de l'alimentation est l'un des aspects les plus importants du traitement de fond des candidoses chroniques. Le régime doit avant tout éliminer le sucre raffiné et certains autres sucres, tels que le fructose, le sucrose, les jus de fruits, le miel, le sirop d'érable, car les candidas se développent dans un milieu riche en sucre. Le but du régime est donc de le carencer. Les levures sont capables de fermenter les sucres alimentaires et la plupart des sucres favorisent leur croissance (sucrose, glucose, lactose, maltose, fructose).

→ Sucre brut

Sucre provenant de la betterave ou de la canne à sucre. Il a subi moins de raffinage que le sucre blanc, ce qui en fait la seule différence. Il contient, tout comme le sucre blanc, de 96 à 99 % de sucrose (calories vides).

→ Sucre roux de canne turbinado

Ce sucre a subi toutes les étapes de raffinage du sucre blanc sauf la dernière filtration. Il contient autour de 95 % de sucrose (calories vides).

→ Cassonade

Sucre blanc auquel on a ajouté de la mélasse et parfois une saveur et une couleur artificielles pour lui donner l'allure d'un sucre moins raffiné. Il contient de 91 % à 96 % de sucrose (calories vides).

→ Sucre blanc

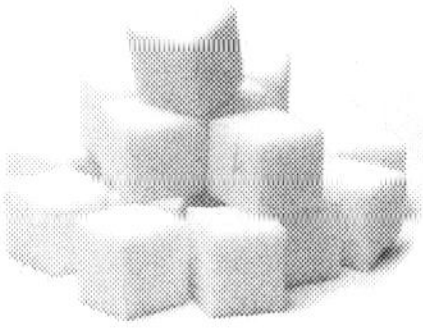

Cristaux de sucre obtenus par raffinage et à la suite d'un long processus de lavage, à l'aide de chaux ou d'acide phosphorique, puis filtrés à travers du charbon pour être blanchis et débarrassés des impuretés. Il contient 99,9 % de sucrose (calories vides).

→ Sucre en poudre

Sucre blanc pulvérisé auquel on ajoute de la fécule de maïs pour l'empêcher de former des grumeaux.

→ Mélasse

La mélasse est un résidu du raffinage du sucre. Sa couleur ainsi que sa texture varient selon la méthode utilisée et le nombre d'extractions effectuées. La mélasse « black strap », par exemple, provient de la troisième et dernière extraction. Elle est de couleur foncée, de saveur prononcée et est la moins sucrée. Elle contient des éléments nutritifs comme le fer, le calcium, le zinc, le cuivre et le chrome. Elle contient environ 50 % de sucrose (même si elle contient certains éléments nutritifs, sa consommation doit se faire avec grande modération).

→ Sirop d'érable

Édulcorant obtenu par la réduction de la sève de certaines espèces d'érables. Le sirop d'érable renferme quelques minéraux tels que le calcium, le fer, le cuivre, le phosphore et le sodium. Cependant, il contient jusqu'à 60 % de sucrose.

→ Miel

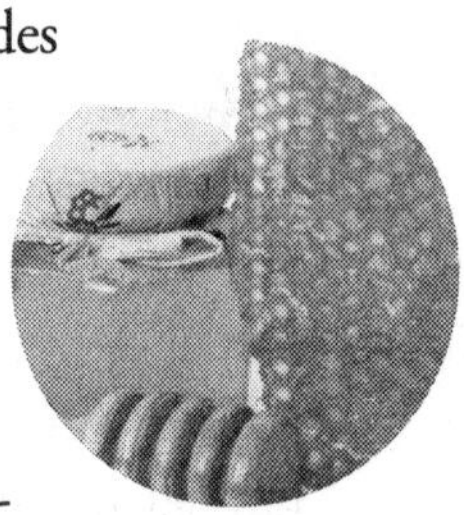

Cet édulcorant est utilisé par l'homme depuis des millénaires. Il contient de 75 % à 80 % de glucides, entre autres du saccharose, du glucose, du fructose et du maltose. S'y retrouvent également quelques minéraux (en faibles quantités), comme le phosphore, le potassium, le calcium, ainsi qu'une infime quantité de vitamines. Idéalement, on le choisit non pasteurisé et on l'utilise avec parcimonie.

→ Stévia

Le stévia se présente en poudre ou sous forme liquide ; il est extrait de la feuille d'une plante de la famille du chrysanthème. Il a un pouvoir sucrant de 10 à 15 fois supérieur au sucre de table. Une infime quantité, soit environ ½ cuillère à thé de stévia en poudre, équivaut à une tasse de sucre blanc. N'étant pas un glucide car il ne contient ni sucrose, ni fructose ni autre substance sucrée, les personnes ayant des problèmes avec leur glycémie, comme les diabétiques, peuvent utiliser le stévia sans problèmes. Il ne contient pas de calories, ne favorise pas la carie et ne renferme aucun additif artificiel. Toutefois, un inconvénient certain du stévia, c'est qu'il « goûte » le sucre ; il entretiendra donc le besoin de manger sucré.

→ Aspartame et autres sucres artificiels

Bien que non corroborées, plusieurs recherches tentent de démontrer que ces produits peuvent être à l'origine de problèmes de santé comme la fibromyalgie, les acouphènes, les douleurs articulaires, les troubles de comportement menstruel et bien d'autres encore. Si vous consommez ces produits et que vous avez des douleurs ou des problèmes de santé inexpliqués, il serait peut-être intéressant d'en réduire au maximum votre consommation.

→ Hydrates de carbone

Éviter les aliments riches en hydrates de carbone, en sucres raffinés (sucrose, fructose), les jus de fruits, le miel, le sirop d'érable, les fruits secs, les fruits en général, à l'exception des pommes, cerises, toutes les baies, poires.

Limiter la consommation de légumes riches en hydrates de carbone comme les pommes de terre, le maïs, le panais.

→ Pains

Éviter absolument tous les pains ayant levé, quelle que soit la qualité biologique de leur farine !

Pour ceux qui ne peuvent pas se passer de pain, il faut alors leur préférer les pains secs (biscottes, Wasa), le pain azyme ou la pita. Bien que ces derniers soient faits avec du froment, du blé ou du seigle, c'est le processus de panification qu'il faut ici éviter (la mie est un support de levure). Mais l'idéal est évidemment de cesser totalement toute consommation de pain.

Les « bons » sucres	Les « mauvais » sucres
• Céréales intégrales sans gluten (riz, quinoa, millet)	• Sucre de canne (blanc ou roux)
• Riz soufflé	• Sucre de betterave
• Pâtes alimentaires « normales »	• Cassonade
• Farines de céréales autorisées (soja, millet, riz…)	• Miel
• Céréales autorisées en flocons	• Sirop d'érable
• Germes de blé	• Sucreries
• Fèves fraîches	• Friandises
• Lentilles	• Mélasse
• Céleri	• Confitures, gelées
• Navet	• Crèmes glacées
• Germes de soja	• Boissons sucrées (sodas, colas…)
• Pousses de bambou	• Farines raffinées (pain blanc, miche, biscottes…)
• Cœur de palmier	• Gâteaux à la farine blanche et au sucre
• Salsifis	• Pizzas
• Carottes crues	• Brioches, croissants, biscuits
• Aubergine	• Quiches
• Courgette	• Feuilletés, vol-au-vent
• Concombre	• Fécule de pommes de terre
• Tomate crue (si elle est cuite, enlever la peau)	• Pâtes complètes (contenant trop de gluten)
• Radis	• Carottes cuites

• Champignons Chou / Chou-fleur	• Maïs / Fécule de maïs
• Haricots verts	• Semoule, couscous
• Poireau	• Amidon
• Artichaut	• Céréales non autorisées en flocons
• Poivron	• Farines de céréales non autorisées
• Salades vertes	• Riz blanc raffiné
• Épinards	• Chocolat au lait
• Chocolat avec plus de 60 % de cacao	• Chocolat avec moins de 60 % de cacao
• Pois chiches / Pois cassés	
• Haricots secs	

→ Ferments

Éviter les aliments contenant des levures, des moisissures ou des ferments comme le pain, les fromages fermentés, les champignons crus, le vinaigre, les boissons fermentées (bière, cidre…), la sauce soja, les yogourts.

Le tamaris est autorisé.

→ Céréales riches en gluten

L'élimination des amidons céréaliers est également un point important, en particulier les graines conduisant à la production de maltose : blé, seigle, avoine, orge, épeautre, froment, kamut. Le sarrasin, qui ne contient pas de gluten, peut être autorisé.

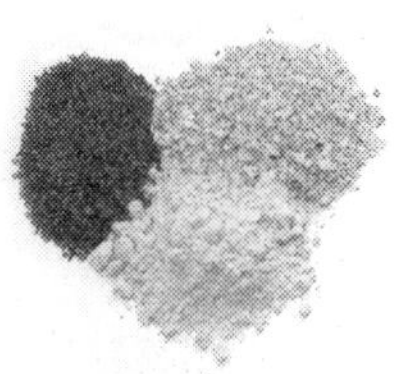

→ Fruits

Éviter la consommation des agrumes qui sont naturellement très riches en sucre (oranges, pamplemousses, ananas, kiwis). On évitera également le melon et le raisin.

Le citron, qui est le moins sucré des agrumes, est autorisé.

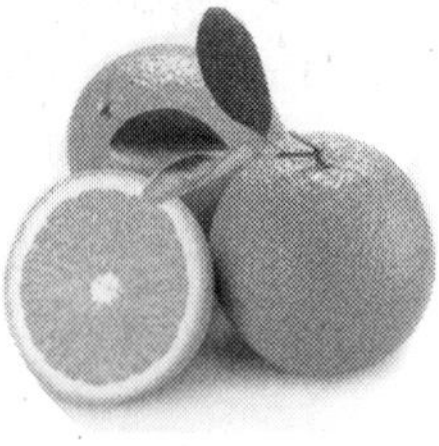

Composition des fruits sucrés

- Les agrumes et les fruits rouges (oranges, fraises, framboises…) apportent entre 7 et 10 % de glucides.
- Les fruits à noyaux et à pépins (pommes, poires…) entre 10 et 15 %.
- Le raisin, la cerise et la banane (lorsqu'elle est bien mûre ; avant, il s'agit surtout d'amidon) sont un peu plus riches : 15 à 20 %.

Les monosaccharides glucose et fructose ainsi que le disaccharide saccharose sont les sortes de sucres dominants dans les fruits. Les proportions entre ces trois saccharides dans les différents fruits varient toutefois fortement. D'autres sucres sont présents également, mais en quantité négligeable.

Teneur en sucres des fruits			
Fruit	*Glucose*	*Fructose*	*Saccharose*
Pomme	1.8	5	2.4
Poire	2.2	6	1.1
Fraise	2.6	2.3	1.3
Framboise	2.3	2.4	1
Ananas	2.3	1.4	7.9
Banane	5.8	3.8	6.6
Abricot	1.9	0.4	4.4
Lehrbuch der Lebensmittelchemie, H.-D.Belitz und W. Grosch, Springer-Verlag			

→ Produits laitiers

Le lait et les produits laitiers doivent être évités à cause de leur haute teneur en lactose – qui est le sucre du lait – et la présence fréquente d'antibiotiques, sauf le fromage blanc.

→ Divers

Éviter l'alcool, les cacahuètes, les noix, le chocolat, le jambon, les pickles, les tomates, les boissons pétillantes.

◆◆◆

Tous les allergènes connus sont également à éliminer, car les allergies affaiblissent le système immunitaire et offrent ainsi un environnement plus propice pour le développement du champignon.

Tous les autres aliments peuvent être consommés librement, y compris les légumes, les aliments pourvoyeurs de protéines (légumineuses, viande, poulet, poisson), les céréales complètes, le sésame, la châtaigne, l'amande, la noisette, la noix de cajou, le potiron, le potimarron, la betterave… Certains fruits sont également permis (voir Régime anticandida).

Un aliment particulièrement efficace pour lutter contre les candidas est l'ail, qui a montré une activité fongicide sur un grand nombre de souches de champignons. L'ail est particulièrement actif sur le candida albicans, bien plus que la nystatine, le violet de gentiane et six autres antifongiques connus.

Éliminer les colonies de candida albicans dans le système digestif

Chimiothérapie : les médicaments chimiques anti-champignons (antifongiques ou fongicides)

Depuis plusieurs dizaines d'années, l'industrie chimique pharmaceutique a produit un certain nombre de substances de synthèse capables d'avoir une action létale spécifique sur les diverses souches de champignons dont le développement provoque des symptômes le plus souvent locaux.

Ces substances ont une action puissante sur les champignons, mais leur utilisation à long terme est souvent rendue difficile de par les effets secondaires qu'elles risquent de provoquer. Elles sont plus adaptées aux traitements ponctuels en cas de symptômes aigus de candidoses locales. Leur utilisation peut ainsi se concevoir en début de traitement ; elles seront par la suite relayées par des traitements biologiques plus naturels et exempts d'effets secondaires, plus appropriés aux prises en charge à long terme des pathologies chroniques. Lors de leur utilisation, il faut veiller à les accompagner de draineurs du foie afin d'éviter la réaction d'Herxheimer.

Classe	Nom générique	Nom commercial
Polyènes	amphotéricine B	Fungizone
	nystatine	Mycostatine
	griséofluvine	Fulcine forte Griséfuline
	flucytosine	Ancotil
Azolés	kétoconazole	Nizoral
	miconazole	Daktarin
	fluconazole	Triflucan (F) Diflucan (CH)
	éconazole	Pevaryl
	itraconazole	Sporanox
Allylamines	terbinafine	Lamisil
Autres	amorolfine	Locéryl
	sulfure de sélénium	Selsun
Tableau extrait de *The Médical Letter* n° 7, 27 mars 1992		

Inconvénients des fongicides chimiques

L'emploi de médicaments fongicides, dont la prescription est un réflexe classique lorsqu'on suspecte une mycose, n'est pas sans inconvénients. Tout d'abord, si elle peut aider momentanément à soulager le symptôme, elle ne résout pas le problème de fond. Le réservoir de germes étant le tube digestif, le médicament antifongique tuera un certain nombre de champignons pendant son passage dans ce tube digestif, abaissant ainsi leur nombre.

Si on peut obtenir un succès certain en prescrivant pendant dix jours un antibiotique lors d'une infection bactérienne, il n'en est pas de même lorsqu'il s'agit d'une mycose, pour laquelle la prescription d'un antifongique devrait être beaucoup plus longue. On se trouve ici dans un domaine qui se situe, sur le plan thérapeutique, entre les germes dits banals nécessitant une antibiothérapie courte, et la tuberculose, nécessitant une chimiothérapie de longue durée. Mais là n'est pas le principal problème de la prescription d'un antifongique chimique pendant une trop courte période. Celui-ci n'ayant qu'un effet de surface, il génère de la part du candida la formation rapide de microfoyers fongiques, enkystés dans la paroi intestinale, qui peuvent ainsi résister à l'attaque chimique. Ces foyers restent actifs sur le plan toxique et se réveilleront plus tard en essaimant de nouveau dans le tube digestif, expliquant les récidives pratiquement constantes après ce type de traitement.
En voulant détruire les champignons, cette pratique tendra à chroniciser la pathologie. Ainsi, le traitement de la candidose n'est pas une affaire de symptôme, mais de terrain. Or, le terrain ne peut être modifié par des médicaments chimiques.

Les traitements naturels à action lytique contre les colonies de candida albicans

→ Acide octanoïque ou caprylique

Il est présent naturellement dans la noix de coco, le lait maternel et l'huile de palme. C'est un liquide huileux, très peu soluble dans l'eau, ayant un goût rance légèrement désagréable. L'acide caprylique est connu pour ses propriétés antifongiques. Il doit être pris sous forme de capsule gastrorésistante pour être absorbé par le bas des intestins. Pris sous forme liquide, il sera absorbé par le haut des intestins et sera donc moins efficace. L'acide caprylique a la même forme que les acides gras produits par la flore intestinale saine, qui sont un facteur majeur du maintien d'une porosité physiologique de la membrane intestinale.

Candiclear de Higher Nature (30 ou 90 capsules) – La prise de deux capsules par jour assure 350 mg d'octanoate de calcium et 350 mg d'octanoate de magnésium.

→ Acide undecylénique

C'est un antifongique naturel sain et efficace extrait de la graine de ricin. Son action est similaire à celle de l'acide caprylique, en plus puissant. Il est souvent inclus dans les formules qui combinent plusieurs antifongiques naturels (qu'on trouve sous forme de capsules la plupart du temps). Comme pour l'acide caprylique, pour s'assurer que l'acide undecylenique arrive jusqu'au bas des intestins, il faut le prendre sous forme de capsule gastrorésistante.

→ Ail

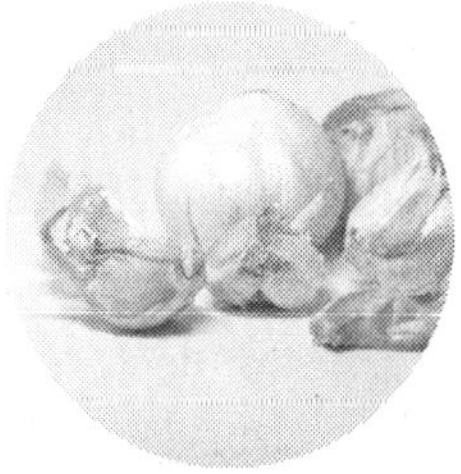

L'ail s'est révélé être un puissant antifongique naturel contre une grande variété de champignons, grâce à l'allicine et à l'alliine. Il est particulièrement efficace contre le candida albicans, bien plus que ne le sont les antifongiques synthétiques chimiques. La consommation régulière d'ail frais est bien sûr idéale. On trouve sur le marché des capsules d'extrait concentré d'ail désodorisé, quelquefois fermenté.

Supergar 8 000 de Higher Nature contient 500 mg de produit actif.

→ Extrait de pépins de pamplemousse

Il y a une quinzaine d'années environ, un jardinier occasionnel, le Dr Harich, remarquait que les pépins de pamplemousse qu'il avait jetés dans son compost ne pourrissaient pas. La chance voulut qu'il soit également médecin et physicien (lauréat du prix Einstein). Aussi fit-il immédiatement des recherches pour comprendre le pourquoi de ce phénomène. Il en résulta une découverte étonnante : l'extrait qu'il obtint en pressant les pépins se révéla être un puissant germicide, capable à lui seul d'inactiver aussi bien des virus, des levures, des champignons, des parasites, des vers que des bactéries.

C'est surtout la très large action thérapeutique de cet extrait qui étonnait. En effet, les antibiotiques conventionnels ne tuent que certaines bactéries. Il apparaît même que l'extrait de pépins de pamplemousse n'affecte aucunement la flore bactérienne saine de l'intestin et respecte en particulier les bifidobactéries et les lactobacilles. De plus, le produit n'a aucun effet secondaire et n'est pas toxique aux doses prescrites.

C'est donc avec le plus grand avantage que cet extrait peut être employé dans le traitement de la candidose digestive. À l'état pur, la posologie sera de 10 à 15 gouttes deux fois par jour, diluées dans de l'eau ou dans un peu de jus de fruit si l'on veut éviter son goût légèrement amer.

Malheureusement, certains produits sur le marché ont contenu, à une certaine époque, des traces non négligeables de pesticides chimiques (trichlosan, chlorure de benzéthonium). Il faut donc bien sûr utiliser des marques qui en sont totalement exemptes, si possible des extraits de fruits provenant de l'agriculture biologique.

L'efficacité de l'extrait de pépins de pamplemousse s'exerce également au niveau immunitaire grâce aux biflavonoïdes – glucosides, narginine, quercétines et hespéridine – qui le composent.

→ Berberis vulgaris

L'épine-vinette a été utilisée en tant qu'antidiarrhéique efficace et agent anti-infectieux dans les médecines traditionnelles. Son action thérapeutique est due à sa forte concentration en un alcaloïde : la berberine. L'activité antibiotique et antifongique de cet alcaloïde est très documentée. C'est un agent antimicrobien contre une grande quantité de micro-organismes, dont le candida albicans. Son action sur ce dernier ressemble à celle qu'il effectue sur les bactéries. Il empêche en particulier le développement du candida qui survient souvent après un traitement par antibiotiques. Il a une puissante action de normalisation du contenu bactérien de l'intestin en agissant à la fois sur les bactéries pathogènes et sur les champignons. La diarrhée est un symptôme fréquent chez les sujets porteurs d'une candidose chronique. La berberine a une activité antidiarrhéique remarquable, même dans les cas sévères. Elle a montré des résultats incontestables dans les cas de gastro-entérites sévères de diverses origines : choléra, amibiase, giardiase, entérites à colibacilles, à klebsielles ou à shigellae, salmonellose, et également dans les cas de diarrhée à candidose intestinale.

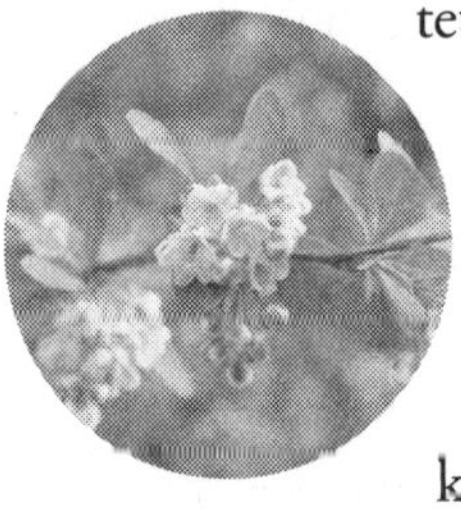

Un autre symptôme commun chez les patients porteurs de candidose chronique est un affaiblissement des fonctions immunitaires. La berberine est dans ces cas très utile par son activité immunostimulante. La plus caractéristique sur ce plan concerne la rate qu'elle renforce ; elle contribue ainsi à accroître les défenses immunitaires du système réticulo-endothélial. La berberine a également montré une action sur les macrophages qui luttent contre le développement des virus, des cellules tumorales, des champignons et des bactéries.

D'autres plantes contiennent également de la berberine : Hydrastis canadensis et Berberis aquifolium.

→Hydrastis canadensis

Hydrastis canadensis, ou Hydraste du Canada, est une espèce archaïque de plantes dicotylédones d'Amérique du Nord, de la famille des Ranunculaceae.

Les fleurs et les feuilles sont terminales. C'est une espèce vivace par un rhizome (tige souterraine). Elle est utilisée en pharmacie car elle produit un alcaloïde isoquinoléïque : l'hydrastine. Traditionnellement, on suggère de limiter la durée d'un traitement à deux semaines environ. On recommande aux femmes enceintes et qui allaitent, ainsi qu'aux personnes souffrant de troubles du foie, d'éviter l'hydrastis par voie interne.

→ Lapacho

Cette plante sud-américaine est connue depuis longtemps dans la médecine traditionnelle et utilisée dans le traitement des infections et du cancer. La plupart de ses actions sont dues à la présence d'un alcaloïde particulier : le lapachol. Il est considéré comme l'un des agents naturels antitumoraux les plus puissants. La plante contient un autre composé, appelé la xyloidine qui, associée au lapachol, possède une action antifongique notoire.

→ Mycok'yl de Nutergia

C'est l'antifongique naturel par excellence. Il est composé de cellulose, extraits d'olivier, thym et romarin, poudre d'ail, maltodextrine, carbonate de calcium, extrait de pépins de pamplemousse, huile essentielle de girofle, cannelle de Chine et origan compact, silice, stéarate de magnésium.

→ Huiles essentielles

De nombreuses huiles essentielles possèdent des propriétés antifongiques, dues à une augmentation de la perméabilité de la membrane plasmique, suivie d'une rupture de celle-ci, entraînant une fuite du contenu cytoplasmique et donc la mort de la levure (Cox et al., 2000). En effet, les composés terpéniques des huiles essentielles, et plus précisément leurs groupements fonctionnels tels que les phénols et les aldéhydes, réagissent avec les enzymes membranaires et dégradent la membrane plasmique des levures (Knobloch et al., 1989).

- Arbre à thé : mélaleuca alternifolia (Cox et al., 2000)
- Bay St Thomas
- Bois de rose
- Citrus bergamia – Bergamotier (Maudsley et Kerr, 1999)
- Copahiba
- Mélange d'huiles essentielles anti-candida : Mycosoff de Bioligo
- Diverses espèces de Cinnamomum – Cannelier (Chang et al., 2001 ; Simic et al., 2004)
- Sassafras albidum – Sassafras,
- Laurus nobilis – Laurier-sauce,
- Aniba rosaeodora (Simic et al., 2004)
- Artemisia absinthium – Armoise amère ou Absinthe (Juteau et al., 2003)
- Nombreuses espèces de Thymus – Thym (Karaman et al., 2001 ; Giordani et al., 2004)
- Diverses espèces d'Origanum – Origan (Adam et al., 1998 ; Manohar et al., 2001 ; Salgueiro et al., 2003 ; Bouchra et al., 2003)
- Diverses espèces de Pinus – Pin (Krauze-Baranowska et al., 2002)
- Diverses espèces de Mentha – Menthe (Adam et al., 1998 ; Oumzil et al., 2002)

- Agastache rugosa (Shin, 2004)
- Juniperus communis – Genévrier (Filipowicz et al., 2003)
- Diverses espèces de Lavandula – Lavande (Adam et al., 1998 ; Cavanagh et Wilkinson, 2002)
- Salvia fructicosa – Sauge (Adam et al., 1998)

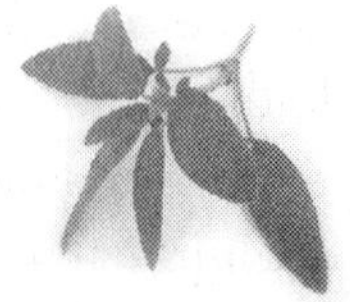

→ L'argent colloïdal

Les propriétés bactéricides et antifongiques de l'argent sont connues depuis des siècles. On comptait plus de 60 préparations à base d'argent dans la pharmacopée du XIXe siècle.

Ce sont des particules d'argent métallique (entre 0,0006 et 0,005 micron) en suspension dans de l'eau distillée, obtenu par électrolyse. Cette technique par électrolyse permet d'obtenir des particules infiniment petites d'argent pur à 99,999, en suspension dans le liquide. La concentration en ppm (partie par million) doit se situer entre 20 à 40. Le liquide doit être limpide et conservé dans des flacons opaques.

On reproche à l'argent de provoquer une intoxication appelée *argyrisme*. Des cas d'argyrisme dus à l'imprégnation par l'argent sont célèbres : les médias ont notamment évoqué le cas de Stan Jones, homme politique du Montana, candidat aux élections sénatoriales de 2002 et 2006, ayant développé un argyrisme suite à la consommation d'un remède à base d'argent qu'il avait lui même fabriqué, craignant un manque d'antibiotiques en l'an 2000 (il a promis de ne pas utiliser son teint gris bleu pour ses campagnes, mais continue à promouvoir l'usage d'argent colloïdal dans l'automédication).

En décembre 2007, c'est Paul Karason qui attira la curiosité des médias ; ce Californien est devenu entièrement bleu après avoir consommé de l'argent colloïdal qu'il avait lui-même fabriqué avec de l'eau distillée, du sel et de l'argent, et après avoir utilisé une pommade à base d'argent sur son visage. En fait, ces apprentis chimistes n'ont pas fabriqué de l'argent colloïdal, mais ont ajouté du sel dans l'eau distillée pour accélérer la réaction d'électrolyse. Or, l'adjonction de chlorure de sodium dans la solution produit du chlorure d'argent. C'est ce sel qui est responsable de l'apparition de l'argyrisme.

→ Matricaria Chamomilla

La camomille allemande contient plusieurs composés qui détruisent le candida. Elle est traditionnellement utilisée pour les colites, les diarrhées, les indigestions, qui sont des symptômes de candidose chronique.

→ Echinacea Purpurea

Une étude comparative a été réalisée en utilisant un extrait de cette plante comme agent immunostimulant afin de tester la fréquence de rechute des mycoses chroniques et récidivantes à candida albicans. L'étude a été menée par contrôle de l'immunité à médiation cellulaire grâce à des multitests Mérieux. L'extrait de plante a été administré par voie intramusculaire et en gouttes buvables. Déjà après deux semaines de traitement, on constate dans le groupe traité une augmentation statistiquement significative des lymphocytes T, et après 10 semaines, une réduction notoire du pourcentage des candidoses récidivantes par rapport au groupe témoin.

→ Épices

Certaines épices, telles que le gingembre, le cinnamonum, le thym, la mélisse, le romarin, contiennent des substances à activité fongicide.

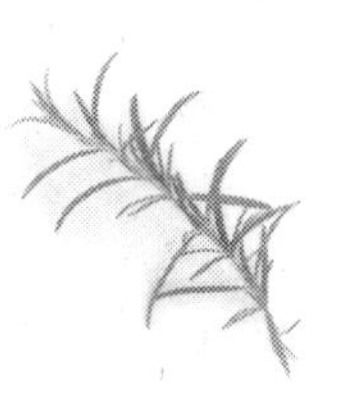

Restaurer la qualité de la muqueuse intestinale

→ Chlorophylle

Responsable de la coloration verte des végétaux et participant à la photosynthèse, la chlorophylle est indispensable à la croissance des plantes. Sa structure chimique se compare à l'hème de l'hémoglobine, exception faite de l'atome central qui est un atome de magnésium (Mg) au lieu de l'atome de fer (Fe).

Les propriétés thérapeutiques de la chlorophylle ont bien été étudiées :

- elle bloque les agents carcinogènes alimentaires au niveau intestinal,
- elle combat les germes, les levures et désodorise,
- elle favorise la cicatrisation des plaies,
- elle favorise la régularité intestinale et protège le foie,
- elle a des propriétés antioxydantes,
- elle aide à lutter contre l'anémie.

→ Acide humique (Activomin®)

Les acides humiques contenus dans Activomin® sont naturels et forment un film protecteur sur les muqueuses de l'intestin. En outre, ils sont capables de lier les mycotoxines dans l'intestin humain. N'étant pas assimilées, ces mycotoxines sont évacuées par l'intestin avant qu'un effet nocif ne puisse se manifester.

→ Green'flor de Nutergia

Green'flor, riche en chlorophylle, est particulièrement intéressant pour rééquilibrer les fonctions hépatoprotectrices et digestives. Green'flor favorise l'oxygénation des tissus :

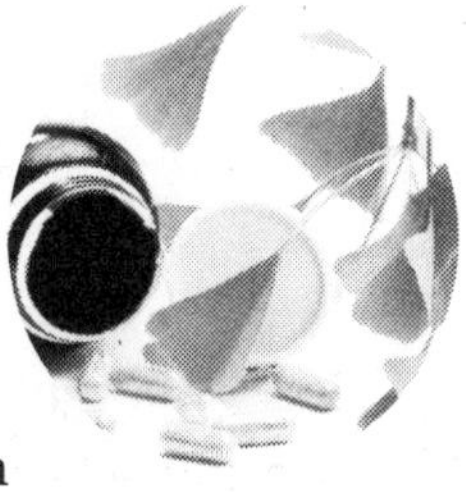

- élimine les toxines et les métaux lourds,
- rééquilibre la flore probiotique,
- améliore le transit intestinal.

Ingrédients: poudres de chlorella sp. (chlorelle), spirulina platensis (spiruline), allium ursinum (ail des ours), fucus vesiculosus (fucus), taraxacum officinale (pissenlit), inuline de cychorium intybus (chicorée), phosphate dicalcique, stéarate de magnésium végétal et silice colloïdale, cellulose, pectine de pomme, extrait de malpighia glabra (acérola).

→ **Mucosa compositum de Heel**

Médicament homéopathique de choix, composé de 35 divers produits en dilutions homéopathiques spécifiques, dont 14 muqueuses d'organes différents. Se présente sous forme d'ampoules injectables de 2,2 ml. Les ampoules peuvent se prendre en prise sublinguale. À laisser sous la langue pendant 3 minutes, 3 x/semaine à jeun ou le soir au coucher.

Corriger la flore intestinale par des probiotiques

Selon l'Organisation mondiale de la santé, les probiotiques sont des bactéries vivantes qui, consommées régulièrement et en quantité suffisante, exercent un effet potentiellement bénéfique sur la santé. En ce sens, les probiotiques modifient la flore de l'intestin de sorte à favoriser la présence des bonnes bactéries de la flore fermentative acidophile, et ce au détriment des mauvaises bactéries de la flore de putréfaction alcaline.

Parmi les micro-organismes utilisés comme probiotiques, on retrouve souvent des bactéries lactiques, hôtes naturels du microbiote intestinal de l'homme. Les probiotiques les plus étudiés appartiennent aux deux genres :

- *Bifidobacterium spp.,* plus particulièrement les espèces Bifidobacterium bifidum (bifidus), Bifidobacterium lactis, Bifidobacterium longum, Bifidobacterium brève...
- *Lactobacillus spp.,* plus particulièrement Lactobacillus reuteri, Lactobacillus acidophilus, Lactobacillus casei, Lactobacillus plantarum, Lactobacillus rhamnosus...

L'acidophilus est le type de bactérie que l'on trouve normalement dans les yogourts. Il est capable de ralentir le développement des cultures de candida albicans. Mais de nombreux sujets sont allergiques aux produits laitiers ; on peut alors le prescrire sous forme de capsules.

Lactobacillus et bifidus sont des bactéries symbiotiques qui se trouvent normalement dans le tube digestif et font partie de la flore intestinale normale. Ils sont tués par les antibiotiques et doivent être réensemencés systématiquement après les traitements chimiques antibactériens. Mais ils peuvent être pris de manière systématique en cures préventives, ou pendant plusieurs jours après chaque irrigation côlonique.

En pratique, on conseille d'associer un probiotique et un prébiotique.

Un prébiotique est défini comme un aliment « *non-digestible, qui a des effets bénéfiques pour l'hôte en stimulant sélectivement la croissance et/ou l'activité des bactéries de la flore fermentative dans le colon et, par conséquent, améliore la santé de l'hôte* ». On utilise généralement les fructo-oligosaccharides à chaînes longues (FOS) et les gluco-oligosaccharides à chaîne courte (GOS).

Les traitements isopathiques

Il y a une cinquantaine d'années, le professeur Enderlein découvrit que le candida ne possède pas seulement des propriétés dimorphes, mais aussi pléomorphes, donc qu'il se présente sous de nombreuses formes (*pléo* = beaucoup; *morphe* = forme). Il constata aussi ce caractère pléomorphe, qu'il décrivit en détail chez beaucoup d'autres micro-organismes. Enderlein développa la théorie de la cyclogénie bactérienne (la genèse cyclique des bactéries) selon laquelle, dans les organismes vivants, les virus, les bactéries et les champignons ne sont que les différents stades d'un même processus d'évolution cyclique et continuel du monde des micro-organismes. Selon cette conception, un micro-organisme peut exister sous des formes différentes, dotées de qualités différentes. La forme de champignon étant la plus évoluée de ce cycle évolutif. Cette approche diffère complètement de la théorie pastorienne qui prône que les micro-organismes se présentent sous une forme fixe, invariable, et ne peuvent se transformer en d'autres formes.

Suite à cette découverte de la cyclogénie bactérienne et à d'autres découvertes complémentaires prit naissance une théorie sur la genèse des maladies. Enderlein reconnut que pour traiter avec succès les états pathologiques chroniques, il est nécessaire d'influencer d'une part judicieusement les micro-organismes en cause, et d'autre part de modifier le milieu ambiant dans lequel ils ont pu se développer et qui a favorisé leur évolution pathogène. Un certain nombre de mesures sont donc l'indispensable corollaire de l'utilisation des substances qui ont un effet direct sur le développement des candidas albicans (qu'elles soient des médicaments chimiques fongicides ou des remèdes isopathiques). Le régime alimentaire, le maintien d'un bon équilibre acido-basique, une désintoxication par des draineurs appropriés, en sont les piliers principaux.

Les préparations isopathiques contre les candidoses

- **Préparation isopathique spécifique de base : Albicansan Sanum Kehlbeck**
- Autres préparations isopathiques (en fonction des localisations) :

Fortakehl	Sanum Kehlbeck
Pefrakehl	Sanum Kehlbeck
Exmykehl	Sanum Kehlbeck

- Albicansan® se présente sous de nombreuses formes galéniques qui facilitent son emploi : gouttes buvables, ampoules injectables, gélules, pommade, suppositoires rectaux. À la pratique, ce remède s'impose comme le traitement de base de toutes les candidoses chroniques, les autres préparations lui sont complémentaires.
- Fortakehl® *(penicillinum roqueforti)* se révèle un complément actif pour les candidoses vaginales, les eczémas mycosiques et les candidoses digestives.
- Pefrakehl® *(candida parapsilopsis)* est efficace pour traiter les candidoses (et autres mycoses) des orifices cutanéomuqueux.
- Exmykehl® est une association des trois préparations précédentes.

Équilibre acido-basique

On appelle pH l'unité de mesure du degré d'acidité ou d'alcalinité d'une solution. On a coutume de dire qu'un acide est un donneur de protons et qu'une base est un accepteur de protons, ou un donneur d'électrons.

D'une manière plus simple, le pH est le chiffre mesurant le degré d'acidité ou d'alcalinité d'un liquide. Ce chiffre est compris entre 0 et 14 :

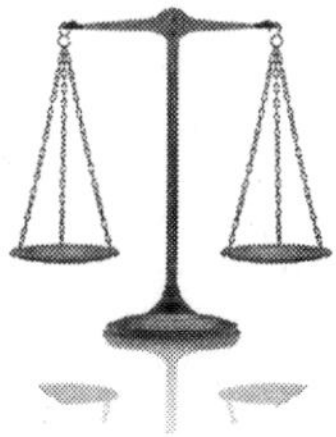

- de 0 à 7, on parle d'acidité décroissante,
- le chiffre 7 correspond à la neutralité,
- de 7 à 14, on parle d'alcalinité croissante.

Ainsi, les liquides d'un pH inférieur à 7 sont appelés des solutions *acides* et, inversement, ceux d'un pH supérieur à 7 sont appelés des solutions *basiques* ou *alcalines*.

Les champignons – et en particulier le candida albicans – se développent sur un terrain en alcalose sanguine et acidose tissulaire, avec une suroxydation sanguine.

Le traitement local des candidoses consiste à utiliser des bains alcalins au bicarbonate de soude pour les affections touchant la bouche, et des préparations qui abaissent le pH vers des valeurs acides pour le traitement des candidoses vaginales. Pour les atteintes de la peau, on conseille par contre des savons liquides à pH neutre.

La correction acido-basique du terrain nécessite le plus souvent l'utilisation de sels alcalinisants pour compenser l'acidose métabolique dominante, qui est le fait de notre alimentation moderne généralement trop acidifiante. Pour ce point particulier, nous référons le lecteur à notre livre traitant de la régulation acido-basique.

Hygiène intestinale – hydrothérapie du côlon

Le développement des candidas commence toujours au niveau du gros intestin, et de manière préférentielle au niveau du cœcum. Afin d'éliminer le plus efficacement et le plus rapidement possible les colonies de champignons, il est donc conseillé de pratiquer des lavements intestinaux. Mais les simples lavements rectaux ne peuvent que difficilement atteindre cette région intestinale profonde. Aussi, l'hydrothérapie du côlon est certainement la technique de choix pour nettoyer correctement le côlon en cas de candidose chronique.

Cette technique consiste en un lavement à grande eau du côlon qui permet un nettoyage complet, plus en profondeur qu'un simple lavement. On utilise un appareil sophistiqué, branché sur l'eau courante et équipé d'un système de filtres, de détendeurs, de manomètres et de mitigeurs, qui permettent d'obtenir une eau douce, pure, ainsi qu'un débit, une pression et une température stables pendant tout le traitement.

L'eau est introduite au moyen d'une canule double : un petit tuyau permet l'arrivée de l'eau, un plus gros l'évacuation des matières fécales. En actionnant une vanne qui contrôle l'ouverture ou la fermeture de l'arrivée d'eau, on provoque, par vagues successives, l'évacuation de la totalité des matières contenues dans le côlon, sans effort et sans douleur. Le traitement complet consomme près de 20 à 30 litres d'eau et dure environ une heure.

Cette technique assez sophistiquée n'est pourtant pas récente. Ambroise Paré (XVIe siècle) en a parlé le premier. Au XIXe siècle, Brosch, médecin allemand, avait déjà mis au point un instrument que l'on considère aujourd'hui comme l'ancêtre de nos appareils modernes. Depuis lors, la technique a surtout été développée par des médecins américains : James

W. Wiltsie, Joseph E.-G. Waddington et V.-E. Irons. Ils ont énormément travaillé à la mise au point et à la diffusion d'appareils performants permettant d'effectuer l'hydrothérapie dans les meilleures conditions de confort et de sécurité.

Le Dr Irons est surtout connu pour avoir pratiqué plus de 20 000 irrigations sans jamais rencontrer aucun problème. Il insiste sur le fait que cette méthode permet le décollement et la fragmentation des matières vieillies et durcies qui se déposent au fil des années sur le côlon. Notre alimentation moderne encrasse l'intestin non seulement parce qu'elle est raffinée (ce qui ralentit le transit et prolonge le temps où elle séjourne dans l'intestin), mais aussi parce qu'elle induit une production importante de mucus. Celui-ci est sécrété par l'intestin à chaque fois qu'une substance irritante y est présente. constitue certes un moyen de protection, mais avec le temps et les erreurs alimentaires successives, il a tendance à se solidifier et à se transformer en une croûte qui adhère à la muqueuse et rend le passage des matières plus difficile (en diminuant le diamètre de l'intestin). Ceci serait tellement fréquent que le Dr Irons précise : « *Un côlon normal et sain est aujourd'hui une espèce en voie de disparition. Il n'en existe tout simplement plus… le seul endroit où vous puissiez encore voir un côlon normal aujourd'hui est dans votre livre d'anatomie ! En ce qui me concerne, je pense qu'un côlon malade et intoxiqué est une cause méconnue de vieillissement prématuré. La vieillesse commence dans le côlon et plus l'intoxication est avancée, plus l'individu vieillira vite. Un côlon malade abrège la jeunesse, épuise les réserves d'énergie et conduit bientôt à la mort. À mon avis, l'intoxication du côlon est la seule maladie importante aux États-Unis. Elle est responsable du plus grand nombre de problèmes de santé que n'importe quelle autre cause.* »

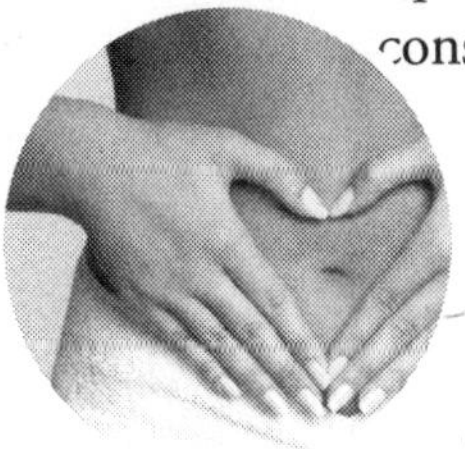

Déroulement d'une séance d'irrigation côlonique

Le patient dévêtu est installé confortablement sur un lit d'examen, le corps recouvert d'un drap et d'une couverture. Dans un premier temps, il sera couché sur le côté, jambes repliées. Le praticien vérifie au niveau de l'anus l'absence de plaies, de fissures, d'hémorroïdes en poussée qui rendraient difficile, voire impossible, l'irrigation. Un toucher rectal permet de déterminer l'orientation à donner à la canule. Celle-ci est ensuite introduite lentement et sans forcer. Puis le tuyau d'arrivée d'eau et de départ des matières (c'est le même tube) est mis en place et raccordé à l'appareil fixé au mur à proximité du lit. La personne est ensuite remise sur le dos ; elle n'aura alors plus à bouger jusqu'à la fin de la séance.
La technique consiste à remplir et à vider régulièrement l'intestin. Elle dure environ 45 minutes, pendant lesquelles l'ouverture et la fermeture alternative de la sortie d'eau permettent le lavage de l'intestin et l'évacuation des matières résiduelles, sans désagrément et sans douleurs pour la personne. Au cours du traitement, il est possible de varier la température entre 20 et 40 °C, ainsi que la pression de l'eau. Ceci a pour but de stimuler l'intestin. Il est classique de pratiquer conjointement des massages du côlon, qui permettent de repérer les zones de tension ou de gênes et d'aider le décollement des matières.
La fréquence des traitements dépend de l'état de santé du malade et doit être évaluée par le médecin. Il est conseillé de faire plusieurs séances et de les espacer de plusieurs jours (de trois jours à une semaine). Un résultat se fait rarement sentir dès la première séance, mais souvent après trois irrigations.

L'hydrothérapie du côlon permet non seulement un nettoyage complet de la muqueuse intestinale, mais constitue également une méthode diagnostique. Des vers intestinaux insoupçonnés peuvent ainsi être mis en évidence. Selon l'aspect, la couleur et l'état des matières, on peut mieux apprécier le fonctionnement intestinal. Le patient peut vérifier l'état de ses selles et comprend alors très vite les raisons des troubles pour lesquels il consulte.

L'irrigation côlonique permet de se sentir « propre », comme remis « à neuf » et « léger ». Les ballonnements, gaz, gênes diverses… disparaissent. Non seulement le patient se sent en meilleur état sur le plan digestif, mais encore les organes de voisinage (vessie, utérus, ovaires, reins) n'en seront que plus à l'aise. Il s'agit d'une véritable cure de décrassage et de purification.

Cette technique peut aussi aider à préparer l'intestin pour des examens de coloscopie, lavement baryté, échographie abdominale, urographie intraveineuse, scanner ou IRM de l'abdomen.

Les contre-indications à l'irrigation côlonique

Il existe certaines limites à cette technique :

- les suites d'hémorragies importantes,
- les nécroses par irradiation abdominale,
- les pathologies inflammatoires aiguës de l'intestin,
- les états hémorroïdaires importants,
- les adhérences pelviennes,
- les ulcères et la suspicion de perforation digestive,
- les troubles cardiaques sévères,
- les interventions chirurgicales récentes sur l'abdomen,
- l'hypertension artérielle sévère,
- les cancers du côlon,
- les antécédents de syncopes cardiaques,

- la grossesse après le 3e mois,
- les hernies abdominales,
- les fissures et fistules anales.

L'hydrothérapie du côlon peut s'accompagner d'une séance d'ozonothérapie. Parmi les nombreux effets thérapeutiques de l'ozone, il faut citer son action fongicide exceptionnelle. Certains thérapeutes l'utilisent par voie intestinale, en insufflation, après chaque séance d'irrigation côlonique.

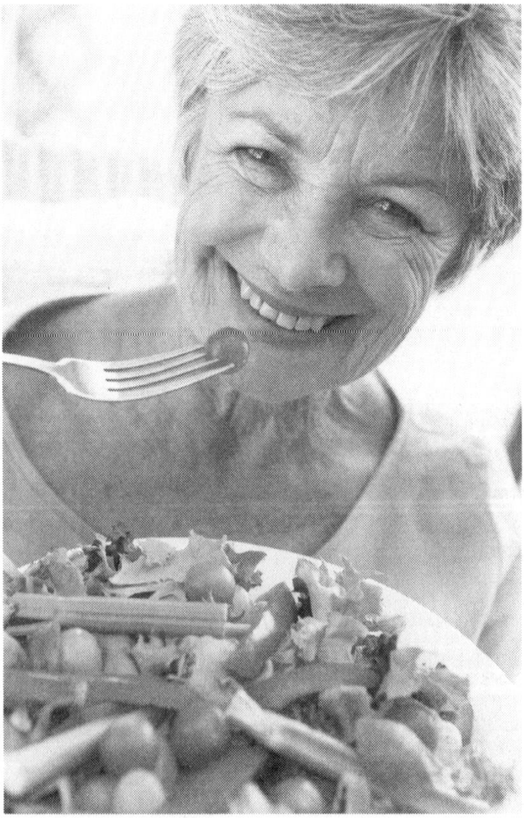

7

La candidose chronique ou syndrome d'intolérance au candida

Physiopathologie

Il ne s'agit plus là d'une invasion du tractus digestif par la forme levure, mais de la transformation de cette forme levure en une forme mycélienne, avec traversée active de la paroi intestinale et passage dans la circulation sous-muqueuse de fragments mycéliens. Sous cette forme, le champignon résiste à la phagocytose. Un être unicellulaire devient pluricellulaire.

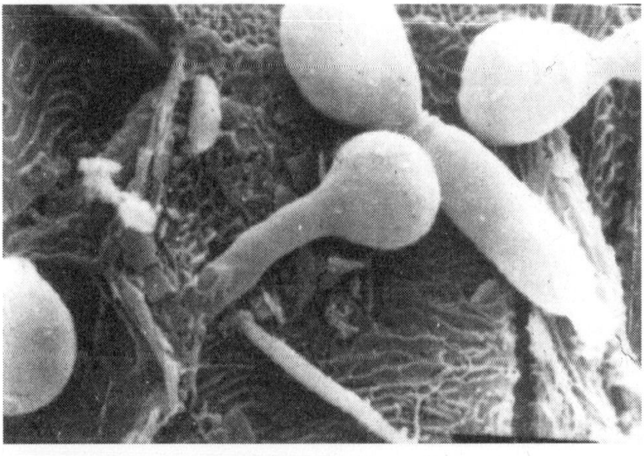

Nous avons vu que la forme mycélienne est presque exclusivement constituée de mannane, un sucre qui ne devrait pas, dans les conditions normales, se retrouver à l'intérieur de l'organisme sans avoir été au préalable dégradé en glucose. Le mannane est extrêmement agressif et perturbant pour l'immunité (forte antigénicité).

L'irruption de fragments de mannoprotéine dans l'organisme provoque une réaction du système immunitaire cellulaire lymphocytaire, responsable d'un « syndrome d'intolérance au candida albicans ».

Contrairement à ce qui a été décrit précédemment, où le candida albicans se propageait « en surface » et donc extérieurement à l'organisme, sur les muqueuses gastro-intestinales sans les pénétrer, la transformation de la levure lui permet de pénétrer l'organisme. Nous étions confrontés auparavant à une symptomatologie liée au développement de la levure irritant la muqueuse et à l'imprégnation par ses mycotoxines. Nous sommes maintenant en présence d'une intrusion interne par traversée de la muqueuse par un peptide extrêmement antigénique. La symptomatologie sera ici la conséquence des perturbations de l'immunité, surtout cellulaire, que provoquera cet antigène.

Conditions favorables à la transformation de la forme levure en la forme mycélienne

Il semble dans la pratique que la transformation de la levure en filaments mycéliens nécessite une sorte de permissivité biologique, une ambiance favorable. On retrouve en effet un terrain favorable à cette mutation, qui est celui d'une immunodépression de l'immunité cellulaire plus ou moins marquée. Cet état est le plus souvent acquis.

→ **Terrain prédisposé**
- Terrain tuberculinique des homéopathes
- Maladies entraînant un déficit en lymphocytes T
  - Hypoparathyroïdisme
  - Maladie d'addison
  - Diabète sucré de type I
  - Hypothyroïdie
  - Dysfonctionnement gonadique
- Viroses (herpès, ebv, cmv, hépatites, sida…) et vaccinations contre les pathologies virales, particulièrement contre l'hépatite B

→ **Conditions responsables d'une baisse de l'immunité cellulaire**
- Irradiations accidentelles ou thérapeutiques
- Chimiothérapies anticancéreuses
- Corticothérapies, immunosuppresseurs
- Maladies chroniques, longues et débilitantes
- Malnutrition chronique
- Polluants chimiques de l'environnement
- Intoxication chronique par des métaux lourds (mercure +++)
- Grossesses uniques ou multiples
- Agressions psychiques, stress insidieux

Perturbation de l'immunité cellulaire

Le lien qui existe entre la candidose et les défenses immunitaires est donc réel et complexe. L'infection par le candida albicans peut en effet être à la fois la cause et la conséquence d'un affaiblissement du système immunitaire chargé de la défense de l'organisme. Il en existe deux formes principales :

l'une est liée aux cellules (lymphocytes T, cellules K, macrophages, granulocytes éosinophiles) et l'autre, humorale, aux différentes immunoglobulines (sécrétées par les plasmocytes).

La complexité du système immunitaire vient d'une part du fait que les candidas déjouent souvent, par leur diversité antigénique et leurs mécanismes d'adaptation, ces défenses immunitaires, et d'autre part parce qu'il est souvent difficile de déterminer si leur développement est la cause ou la conséquence du déséquilibre immunitaire.

La baisse de l'immunité provoque la mutation du candida albicans

Si les individus qui possèdent un système immunitaire actif luttent rapidement contre les infections fongiques, il n'en est pas de même chez les sujets qui présentent une dépression des fonctions immunitaires cellulaires, principalement assurées par les lymphocytes T.

Nous avons vu qu'un certain nombre de circonstances favorisent une baisse passagère ou constante de l'immunité cellulaire. Chacune d'elles constitue un terrain qui permettra le développement d'infections de type opportuniste, dont la candidose fait partie.

Imaginons que ce système immunitaire cellulaire soit, pour une raison ou une autre, en situation de faiblesse, les processus chargés du contrôle des levures dans l'intestin ne sont alors plus en mesure de le faire correctement. Ils peuvent être rapidement dépassés et les colonies de candidas se mettront à se multiplier, puis à se transformer en forme mycélienne *(Ras/cAMP/PKA signaling pathway).*

Cependant, ils ne sont pas la cause du développement des candidas, mais constituent des conditions particulières qui transforment les candidas en des formes pathogènes et favorisent leur développement, puis leur transformation.

L'effet négatif des immunudépresseurs sur l'immunité est évident par définition. Ils sont classiquement utilisés pour empêcher les phénomènes de rejet après la greffe d'un organe. Mais on les emploie également lors du traitement de certaines maladies auto-immunes.

Outre certains médicaments, d'autres facteurs peuvent fragiliser l'immunité : les irradiations, les polluants chimiques de l'environnement, les carences alimentaires (minéraux et oligo-éléments) et certaines maladies, telles que le cancer, le diabète, l'hypothyroïdie, l'alcool et le stress.

Agressions psychiques et stress

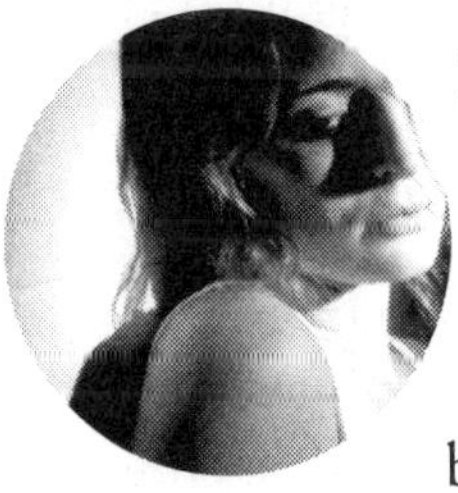

Notre époque est dominée par la nervosité et chacun se trouve concerné par ce problème qui fait partie de la vie quotidienne, surtout de la vie citadine. Chacun de nous en souffre donc plus ou moins. Les contrariétés, les bruits de fond permanents, les pertes de temps, les stations debout prolongées, les files d'attente interminables... qui constituent le pain quotidien de notre vie publique contribuent à alimenter cette nervosité. Malgré beaucoup de philosophie et une bonne dose d'humour, les plus patients finissent par s'exaspérer. Soupirs et trépignements n'en constituent qu'un piètre exutoire, et l'accumulation, jour après jour, de ces multiples désagréments aboutit à créer ce que l'on a coutume d'appeler le *stress*.

On doit ce terme au physiologiste américain Walter Cannon qui, en 1920, définissait le stress *« comme un état dans lequel se met un animal face à une stimulation suscitant chez lui une réponse de fuite ou de lutte* ». En 1950, le mot passe dans le langage populaire grâce aux travaux du physiologiste canadien Hans Selye (1907-1982). Ce dernier démontra que toutes les agressions auxquelles nous sommes soumis – qu'elles soient physiques ou psychiques – déclenchent des réactions identiques d'autodéfense non spécifiques. Il appelle *syndrome général d'adaptation* l'ensemble de ces réactions et décrit le déroulement de la réponse de l'organisme à la situation stressante en trois étapes :

- La *réaction d'alarme,* qui correspond au choc et à la mise en place des réactions de défense.
- Le *stade de résistance,* qui est l'étape de l'adaptation, avec mise sous tension maximale pour le combat ou la fuite.
- Le *stade d'épuisement,* qui survient lorsque le sujet ne peut plus maintenir ses réactions de défense, en cas d'agression trop intense ou trop prolongée.

Hans Selye affirmait que « *chaque exposition à un stress laisse une trace indélébile car elle épuise les réserves d'adaptation qui ne peuvent être remplacées* », et il concluait que la plupart des maladies humaines sont des « *maladies d'adaptation* », conséquences du syndrome de stress !

La Psycho-Neuro-Immunologie

Négligé pendant longtemps, ce facteur psychique qu'est le stress est aujourd'hui considéré comme un des fléaux de notre vie moderne. Il existe maintenant une nouvelle science, développée aux États-Unis, qui cherche à évaluer les conséquences du stress sur notre santé en général et sur notre équilibre immunitaire en particulier : la Psycho-Neuro-Immunologie. Il existe en effet un rapport entre notre système nerveux et notre système immunitaire, et les chocs psychologiques retentissent sur l'ensemble de l'organisme par l'altération qu'ils provoquent sur nos défenses immunitaires. Une étude biologique menée sur des étudiants américains en période d'examen a montré une baisse significative de leur coefficient immunitaire pendant cette période. Avec l'intensité du stress, une variation corrélée du taux d'une certaine catégorie des lymphocytes, appelés *natural killers,* a été mise en évidence. De plus, le stress produit biologiquement une augmentation des cytokines pro-inflammatoires, tels que l'interleukine-1 (IL-1), l'interleukine-6 (IL-6), du tumour necrosis factor- (TNF-) et de l'interferon- (IFN-).

Le stress est donc le plus souvent insidieux et cumulatif, martelant chaque jour notre vie au travers des mille soucis de chacun. Généralement, il a peu d'influence réelle sur notre santé et se marque le plus souvent par une fatigue plus ou moins exprimée. Celle-ci ne suffit fort heureusement pas à déclencher une maladie grave ou chronique.

Le stress constitue en fait la « toile de fond » quasi permanente de notre vécu, résultant des diverses agressions auxquelles sont soumis quotidiennement notre système nerveux et, par son intermédiaire, notre système immunitaire. Cependant, certaines dispositions intérieures sont plus pernicieuses et peuvent être le préambule à un mal-être persistant, constituant de véritables épines irritatives au niveau de l'âme. C'est le cas des colères rentrées, des jalousies maladives, des conflits latents non exprimés, de l'intransigeance, des troubles de la sexualité.

Un pas de plus et nous arrivons au stress violent, au traumatisme du sentiment qui perturbe l'âme et y laisse une profonde cicatrice.

Une échelle du stress (échelle de Holmes) permet de quantifier 41 événements de la vie courante selon une gradation statistiquement éprouvée. Elle permet d'évaluer l'importance d'un événement traumatisant (voir tableau en fin de chapitre).

Il existe incontestablement une réalité qui relie ce qu'on pourrait appeler « l'état d'âme » et l'apparition des maladies au niveau physique. Continuer à le nier témoignerait d'un manque de jugement évident, mais ne considérer que l'âme comme source unique des maladies serait faire preuve d'une étroitesse de vue aussi coupable que celle qui n'admettrait comme cause qu'une origine physique. Il paraît impossible d'envisager une conception de la maladie qui dissocie le corps, l'âme et l'esprit, et c'est finalement au niveau de l'esprit que se trouve une cohésion propre à comprendre cet ensemble qu'est l'être humain

Action du mannane sur la défense immunitaire de l'organisme-hôte

Il est intéressant de noter que par mimétisme moléculaire, la mannoprotéine peut activer le complément. Ce système enzymatique fait partie du système de défense humoral et provoque, par sa fonction, l'activation cellulaire, l'opsonisation (fixation d'opsonines comme certains facteurs du complément, rendant ainsi leur phagocytose possible par les macrophages) et la cytolyse.

Cette capacité d'activer le complément est particulièrement développée pour la forme virulente du candida albicans. On a constaté que l'adhérence du champignon aux cellules épithéliales de l'hôte est considérablement plus accrue dans la phase mycélienne que dans la phase levure. Certains antigènes de surface ne se forment en effet que sur les mycéliums pendant la colonisation des tissus de l'hôte. La liaison entre les composants du complément et les récepteurs localisés sur les cellules de candida repose sur un effet *lectine-like*: les lectines sont des protéines pourvues de sites d'identification pour des structures polysaccharidiques spéciales.

La défense immunitaire cellulaire joue le rôle principal dans la défense contre le candida albicans mycélien. Certaines structures superficielles antigéniques du champignon déclenchent une stimulation des lymphocytes T. Ces derniers sécrètent des lymphokines, provoquant premièrement l'attraction chimiotactile des monocytes en circulation (macrophages et cellules présentant l'antigène). Dans un second temps, les macrophages phagocytent les fragments mycéliens, puis ils sont inhibés afin d'arrêter le processus. Des mécanismes d'immunité cellulaire intacts sont ainsi capables, grâce à la phagocytose, de limiter le développement des mycèles du candida albicans sous sa forme de moisissure.

Cependant, si les conditions du milieu permettent un développement rapide du champignon, l'activité des macrophages est rapidement débordée. Les nombreux sites d'activation du complément présents sur la surface du mycélium engendrent la formation de véritables « ponts », constitués de facteurs C3 et C4 du complément, qui relient entre eux plusieurs hyphes (ou pseudo-hyphes), donnant ainsi naissance à des agrégats d'une certaine grandeur qui ne peuvent plus être phagocytés par les macrophages. De plus, ce processus consomme beaucoup de facteurs du complément, ce qui diminue proportionnellement les capacités de reconnaissance et de phagocytose.

Les macrophages qui tuent et digèrent les micro-organismes phagocytés, principalement à l'aide des enzymes hydrolase acide et peroxydase contenues dans leurs lysosomes, sont soutenus dans leur activité par les granulocytes neutrophiles. Ces derniers possèdent comme principe actif de la myéloperoxydase une enzyme qui, en présence de H_2O_2 et d'anions halogènes, provoque l'halogénation des protéines de candida.

La myéloperoxydase s'attache de façon préférentielle à la mannoprotéine externe des cellules de candida. Cependant, celles-ci se soustraient à cette attaque par une sorte de mimétisme. C'est ainsi que les hyphes de candida phagocytés sécrètent une substance qui se dépose sur les récepteurs pour candidas à la surface des granulocytes, les entravant dans leur tâche véritable, à savoir leur fixation sur les mycéliums encore vivants.

Sur le plan de l'immunité humorale, le candida albicans se soustrait aux mécanismes de défense grâce au dimorphisme levure-moisissure. Au cours de cette morphogenèse, les couches les plus superficielles de la paroi cellulaire comme les couches les plus profondes sont transformées chimiquement. Les anticorps dirigés contre la forme levure ne peuvent alors plus identifier la forme mycélienne du champignon. Ils perdent ainsi leur fonction protectrice.

La propriété des agents infectieux de pouvoir duper les mécanismes de défense de l'organisme grâce à un mimétisme moléculaire et de garantir ainsi leur propre survie se retrouve chez de nombreux microbes. Les mécanismes d'adaptation du candida albicans à la défense immunitaire de l'organisme humain sont extraordinairement subtils et variés. Le champignon levure-moisissure possède des propriétés qui lui permettent de déjouer les tentatives de défense dirigées contre lui. Il réalise une forme de parasitisme particulièrement bien réussie.

Immunodéficit induit par l'infection chronique à candida albicans

La production de mannane, incapable d'être dégradé par les cellules monocytaires de son hôte, entraîne une absence de réponse immunitaire effective, thymodépendante, qui permet le développement d'une infection chronique récidivante. Le mannane exerce une activité suppressive directe sur les processus de l'immunité cellulaire (activation des lymphocytes T suppresseurs et inhibition de la présentation de l'antigène par le monocyte). Ces deux mécanismes sont responsables du déficit immunitaire observé au cours des poussées aiguës de candidose chronique cutanéo-muqueuse. De plus, les lymphocytes T de patients atteints de cette maladie, testés lors des périodes de rémission clinique, sont plus sensibles à l'activité suppressive du mannane que des lymphocytes T normaux.

Tout porte à croire que le déficit immunitaire cellulaire spécifique observé lors des phases aiguës de candidoses est secondaire à l'accumulation du mannane lui-même, secondaire au développement rapide des candidas albicans et à leur mutation.

Ce tableau met en évidence deux choses :

- Il met tout d'abord en valeur le fait que le rythme est important dans la vie, et que tout changement de rythme constitue un événement traumatisant, qui génère un stress.
- On pourrait ensuite s'étonner de voir apparaître dans cette liste des circonstances heureuses, qui se révèlent comme traumatisantes. Mais « BON-heurt » ou « MAL-heurt » constituent l'un comme l'autre des « heurts » et, par là même, des traumatismes ; une trop grande joie peut être responsable de problèmes de santé au même titre qu'une grande peine.

Le diagnostic

- *Tests permettant d'évaluer l'impact sur l'immunité humorale*
  - ❑ Dosage des anticorps IgE, IgA, IgG ou IgM anticandida albicans
- *Tests permettant d'évaluer l'impact sur l'immunité cellulaire*
  - ❑ Test MELISA Candida (Il s'agit d'un test de transformation lymphocytaire (TTL) au cours duquel les lymphocytes mémoires sont cultivés pendant 5-6 jours en présence de candida albicans)
  - ❑ Dosage de l'antigène mananne
  - ❑ Dosage des anticorps antimananne
  - ❑ Dosage des anticorps de type IgG4 candida
  - ❑ Intradermo-réaction à l'antigène candida albicans (et non plus à la candidine)

La relation du candida albicans avec le mercure

Le candida albicans est l'espèce microbienne qui résiste le mieux au mercure. Il est capable de transformer le mercure inorganique en méthyle-mercure organique (S. Yannai, I. Berdicevsky, L. Duek, « Applied and environmental Microbiology », Jan. 1991, p. 245-247.) Or, les formes les plus toxiques du mercure sont les sels minéraux solubles, qui sont des poisons violents, ainsi que les composés organiques, tels que le méthyle-mercure, soluble dans les graisses et donc susceptible de franchir les membranes cellulaires. Une cible importante du MeHg est le système nerveux central (CNS).

Ainsi, la présence du candida rend le mercure plus dangereux ; mais l'inverse est aussi vrai : le mercure attaque le système immunitaire, et une fois celui-ci affaibli, le candida trouve un terrain beaucoup plus propice à son développement.

En revanche, pour les Drs Klinghardt et Joachim Mutter, il semble évident que les maladies infectieuses ne sont très souvent qu'une tentative du corps pour se défendre contre le mercure, et c'est particulièrement le cas des candidoses. Le candida capte le mercure et le lie dans sa paroi ; le corps peut ainsi mieux gérer une infection à champignons que la présence de mercure libre. Pour eux, le candida albicans serait le principal chélateur du mercure dans l'organisme.

Traitement des formes mycéliennes

→ Dilutions homéopathiques :

Il est préférable d'éviter les dilutions inférieures à la 9CH, de peur de provoquer une aggravation. Il faut espacer la prescription à une dose par semaine pendant une longue période.

- Monilia albicans 9 CH
- Candidine 9 CH

→ Anticorps spécifiques

Mis au point par le Dr Thomas dans les années 1930, ce concept est toujours d'actualité. Il consiste à utiliser des anticorps d'organes. Pour les obtenir, on injecte à un cheval un organe de lapin, par exemple le foie. L'injection du broyat de cet organe de lapin se comporte comme un antigène pour le cheval qui le reçoit. Celui-ci va donc générer des anticorps spécifiques correspondant à l'organe injecté. L'injection est répétée jusqu'à obtenir un taux d'anticorps sanguins satisfaisant pour la thérapie. Un peu de sang est ensuite prélevé au cheval donneur, et la centrifugation du sang permet d'obtenir le sérum que l'on utilise sur le plan thérapeutique au 1/10000° (4e dilution décimale).

Le mécanisme d'action de cette technique peut s'expliquer par deux grands principes :

- soit par une action directe des immunoglobulines de cheval, même sous leur forme dégradée, agissant par leur fonction anticorps,
- soit par un relais pharmacologique pris par l'organisme receveur, qui reconnaît certains sites des fragments libérés et synthétise alors des molécules complémentaires (anticorps anti-idiotypes).

En ce qui concerne la phase mycélienne de la candidose, la gamme des sérums de cheval offre un mélange particulièrement efficace pour le traitement. Ce mélange, appelé **Serum Equi S.R.E. 4 DH** (Sérolab), associe un mélange de rate, de thymus, de moelle osseuse et de ganglions lymphatiques.

En plus de sa gamme d'organes classique, le laboratoire Sérolab a accepté de fabriquer un anticorps spécifique anticandida (mycélien) : **Serum Equi Candida 4 DH**.

Immunothérapie

→ Autovaccin intestinal

Les autovaccins sont fabriqués en Suisse ou en Allemagne à partir de la flore des selles du patient. On utilise les propres formes R, mortes, d'Escherichia coli du patient. La qualité et la diversité bactérienne délivrée sont fonction de chaque patient suivant les résultats obtenus au labo sur ses propres selles. Leur action thérapeutique permet une atténuation de l'hyperactivité du système immunitaire.

→ Les Symbioflor de Symbiopharm

Ils correspondent à une forme standardisée d'autovaccin intestinal puisqu'ils sont préparés à partir de colibacilles et d'entérocoques. Il existe trois produits : **Prosymbioflor, Symbioflor I et Symbioflor II.**

Immunomodulation bactérienne

Il est possible d'activer spécifiquement les myéloblastes, qui maturent en grand nombre dans la moelle osseuse, et de les rendre rapidement disponibles sous forme granulocytes neutrophiles. On utilise pour cela des fragments membranaires de certaines mycobactéries non pathogènes. La firme Sanum Kehlbek met à disposition une forme très efficace de ce produit appelé : **Mycobacterium Phlei Sanum,** qui est disponible en dilution 6 DH sous forme de gouttes, de gélules et d'ampoules injectable.

En résumé

- La forme mycélienne possède des récepteurs membranaires qui fixent la progestérone, responsable d'un syndrome d'**hyperfolliculinisme fonctionnel**.
- La forme mycélienne perturbe la synthèse des prostaglandines à partir des acides gras, générant un état d'**inflammation chronique**.
- La mannoprotéine a le pouvoir d'activer le complément par mimétisme moléculaire, ce qui a pour conséquence une surproduction d'**histamine** d'où une **allergisation**.
- Certaines structures antigéniques superficielles du mannane déclenchent une stimulation de la population des lymphocytes T, entraînant une sécrétion de lymphokines (provoquant un état de stress immunitaire).
- Le mannane exerce une activité suppressive directe sur les processus de l'immunité cellulaire (activation des lymphocytes T suppresseurs, avec inhibition de la présentation de l'antigène aux monocytes).

Échelle de Holmes

1	Décès du conjoint	100
2	Divorce	73
3	Séparation conjugale	63
4	Emprisonnement	63
5	Décès d'un proche	63
6	Accident ou maladie	58
7	Lien (contrainte aliénante)	50
8	Licenciement	47
9	Réconciliation conjugale	45
10	Retraite	45
11	Ennui de santé familial	43
12	Grossesse	40
13	Problèmes sexuels	39
14	Agrandissement du cercle de famille	39
15	Rapports tendus au travail	39
16	Changements de situation financière	39
17	Disputes répétées avec le conjoint	35
18	Hypothèque	31
19	Recouvrement d'un prêt supérieur à 15 000 €	30
20	Changement de responsabilité professionnelle	29
21	Enfant quittant le domicile	29
22	Frictions avec les beaux-parents	29
23	Réussite personnelle exceptionnelle	27
24	Début ou fin du travail pour le conjoint	26
25	Début ou fin de l'école	26
26	Changement des conditions de vie	25
27	Changement des habitudes personnelles	23
28	Problèmes avec le patron	20
29	Changement dans les heures de travail	20
30	Changement de résidence	19
31	Changement d'école	19

32	Changement dans les loisirs	19
33	Changement d'activité religieuse	18
34	Nouvelles activités sociales	18
35	Hypothèque ou emprunt inférieur à 15 000 €	17
36	Insomnies	16
37	Changement dans le cercle familial	15
38	Changement des heures des repas	15
39	Vacances	13
40	Fête de Noël	12
41	Illégalités mineures	11

- **Jusqu'à un total de 150 points**, on n'observe pas de conséquences physiques particulières aux événements vécus.
- **De 150 à 300 points**, il existe au moins des conséquences neurovégétatives, c'est-à-dire une perturbation du système nerveux de contrôle de la vie des organes.
- **Au-delà de 300 points**, il est rare que n'apparaisse pas un trouble ou une lésion de nature psychosomatique.

Mais n'oublions pas que l'évaluation est statistique, donc relative ; chacun vivant un événement donné avec une intensité qui lui est propre.

8

Les conséquences cliniques du candida albicans

Si, dans la phase levure, les signes cliniques étaient surtout digestifs, accompagnés de manifestations allergiques et neurovégétatives, nous sommes ici confrontés à des syndromes liés aux perturbations de l'immunité humorale et cellulaire.

Le système réticulo endothélial (S.R.E.)

Le système réticulo-endothélial est constitué d'éléments apparemment disparates, mais qui constituent un ensemble fonctionnel et s'étendant dans notre organisme entier. Il comprend :

- le thymus
- la rate
- les cellules de Küpfer du foie
- la moelle osseuse
- le sang
- les tissus lymphatiques périphériques (GA.L.T. – B.A.L.T. – M.A.L.T.)
- le mésenchyme

Ce système possède diverses fonctions, dont la fabrication des éléments du sang, la destruction des corps considérés comme étrangers, la défense immunitaire. Quand des bactéries atteignent la circulation, le système réticulo-endothélial joue un rôle capital : le seuil de clairance dans ce système dépend de la présence d'anticorps antibactériens spécifiques.

Fatigue chronique

C'est un syndrome de désadaptation neuroendocrinien touchant le pancréas et l'axe hypophyso-surrénalien. Il entraîne :

- Un hyperinsulinisme : on parle d'hyperinsulinisme quand les taux d'insuline dans le sang sont plus élevés que la norme, ce qui entraîne une hypoglycémie fonctionnelle. C'est un état qui précède le syndrome de résistance à l'insuline.
- Un hypocorticisme fonctionnel : l'insuffisance qualitative de sécrétion des hormones corticosurrénales.

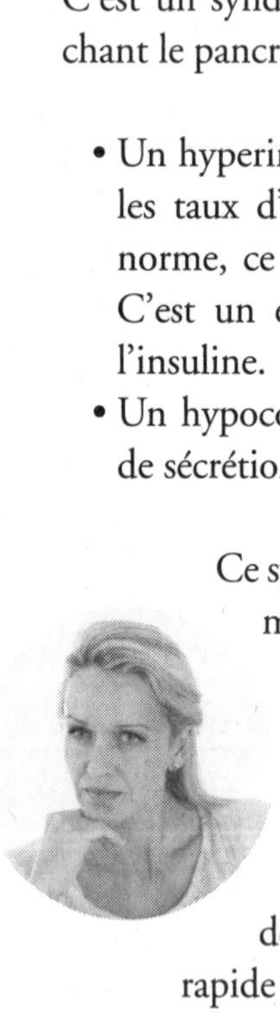

Ce syndrome n'est pas à confondre avec l'encéphalomyélite myalgique, appelée couramment *syndrome de fatigue chronique*, qui se caractérise entre autres par une fatigue persistante et inexpliquée qui dure malgré les efforts de la personne atteinte. Considérée comme une maladie neurologique, elle apparaît souvent de façon soudaine, entraînant une détérioration rapide et importante de la santé.

Syndrome inflammatoire chronique

On peut définir le mésenchyme comme l'ensemble des liquides extracellulaires non circulants. Il représente un volume d'environ 18 litres pour un adulte de 70 kg. C'est un véritable système de communication qui a une structure micello-colloïdale, pauvre en protéines, mais riche en muco-polysaccharides. À l'état normal, cette structure colloïdale est sous forme physico-chimique de SOL, c'est-à-dire en état inflammatoire latent. Les réactions fondamentales, humorales et neurovégétatives s'y déroulent sous forme de dépolarisation ou de repolarisation

Ce syndrome est constitué de:

- fibres: les fibres de collagène, et les fibres élastiques, les fibres de réticuline,
- cellules: les réticulocytes, les fibroblastes,
- liquides extracellulaires évalués à 16 à 18 litres,
- capillaires sanguins,
- fibres nerveuses végétatives terminales.

L'état micello-colloïdal est l'état physiologique du mésenchyme compatible avec la vie. Auguste Lumière a brillamment démontré que la floculation caractérise la souffrance tissulaire et la mort. La destruction des substances vivantes ne s'opère que par la précipitation des colloïdes et des micelloïdes sous forme de floculats. La mise en relief de ce principe est essentielle. À l'état normal, les précipitions sont continuelles, mais affectent un ordre de grandeur qui ne provoque aucun trouble. Par contre, quand la destruction par floculation est plus importante que la formation de colloïdes, nous assistons au vieillissement tissulaire et aux troubles qu'il entraîne.

La floculation des colloïdes qui précipitent d'une façon massive entraîne une réaction réflexe vagosympathique, qui peut être intense et déclencher des symptômes connus comme de l'asthme, de l'urticaire, de l'eczéma, des arthralgies, des entérites, des ulcères variqueux. Leur pathogénésie s'explique par la mobilisation importante des monocytes du mésenchyme, qui évoluent en macrophages et phagocytent ces floculats, puis cherchent une voie d'élimination aux points de l'organisme fragilisés par une atteinte antérieure. Si le rôle des monocytes est important, la participation du réflexe sympathique ne l'est pas moins.

La présence de peptides de mannose pénétrant à l'intérieur de l'organisme provoque une floculation, mais gêne et bloque les mécanismes normaux de reconnaissance de l'antigène et de phagocytose par les macrophages, issus des monocytes du S.R.E. Il s'ensuit un état d'alerte permanent, généré par une forte stimulation antigénique qui n'aboutit pas à sa finalité immunitaire. Le résultat est un état inflammatoire anormal et constant du système de défense, et en particulier du mésenchyme que l'on appelle réticulo-endothéliose chronique.

Lorsque cet état est lié à l'agression par des mycèles du candida albicans, il est connu sous le nom de mycosycose, entraînant des troubles de la gestion de l'eau. Le mésenchyme chroniquement enflammé devient un « mésenchyme éponge » qui retient l'eau.

Surcharge pondérale

On comprend ainsi la plainte de certains patients qui se voient grossir (de 1 à 2 kg) sans manger ni boire. Cette prise de poids provient d'une accumulation d'eau dans le mésenchyme provenant de l'hygrométrie ambiante ; ils absorbent et retiennent donc l'eau par le simple fait de respirer un air chargé en humidité.

Les symptômes qui en découlent sont :

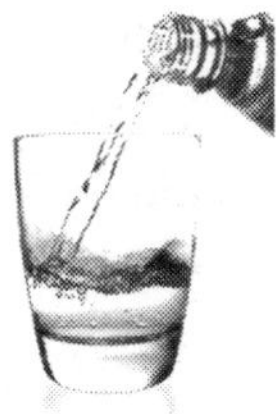

- syndrome prémenstruel par hyperfolliculinisme fonctionnel, avec rétention hydrique,
- prise de poids, obésité, cellulite,
- grande sensibilité à l'hygrométrie ambiante,
- troubles circulatoires chroniques.

Cet aspect particulier nous fait mieux comprendre la météoro-sensibilité de certaines personnes dont la pathologie s'aggrave aux changements de temps. C'est le cas par exemple pour les rhumatismes météoro-dépendants, qui prévoient les changements de temps vers la pluie et l'humidité par l'aggravation de leurs douleurs.

Manifestations allergiques (syndrome d'hypersensibilité chimique multiple – SHCM)

→ Allergisation

La capacité particulière de transformation et de sécrétion du candida provoque une confusion du système immunitaire, qui cherche à repérer les formes et à identifier les mycotoxines. Mais devant un adversaire si versatile, le nombre d'anticorps fabriqués vis-à-vis des nombreuses toxines est important et inutile. L'excès d'anticorps qui en résulte provoque l'apparition de syndromes allergiques particuliers : intolérance aux parfums et aux odeurs, aux produits de nettoyage, aux odeurs de peinture, d'essence, à la fumée de cigarette, au soleil, aux anesthésiques.

→ Substances incriminées dans le déclenchement des crises

Ce sont, dans l'étude référencée (Caress SM, Steinemann AC. « A review of a two-phase population study of multiple chemical sensitivities », *Environ Health Perspect* 2003 ; 111 : 1490-1497), classés par fréquence décroissante : les décapants (88,4 %), les pesticides (81,2 %), les parfums (81,2 %), les gaz d'échappement (72,5 %), les produits de beauté (60,9 %), les tapis neufs (53,6 %), les meubles neufs (39,1 %), les fumées d'une cheminée, d'un poêle à bois ou d'un barbecue (39,1 %), la fumée de cigarette (33,3 %), le chlore de l'eau du robinet (39,1 %), l'encre fraîche (26,1 %), un produit d'entretien du linge (18,8 %). En fait, dans cette étude, seuls 14,5 % des personnes atteintes d'un SHCM étaient sûres et 26,1 % quasiment sûres d'avoir identifié le ou les facteurs déclenchants.

Ce syndrome n'est pas à confondre avec le syndrome d'hypersensibilité médicamenteuse, ou *Drug Rash with Eosinophila and Systemic Symptoms Syndrom (DRESS),* qui est une réaction d'hypersensibilité généralisée grave avec atteinte d'un ou de plusieurs organes, létal dans 10 % des cas par défaillance hépatique.

Manifestations rhumatismales fibromyalgiques

Il s'agit d'un rhumatisme musculaire de type *fibromyalgie.* La fibromyalgie est une affection chronique douloureuse non inflammatoire des tissus mous de l'appareil locomoteur, c'est-à-dire des muscles, des tendons et des ligaments. On parle également de rhumatismes des tissus mous.

Les caractéristiques de la fibromyalgie sont des douleurs intenses, particulièrement au niveau des muscles ainsi que des tendons, avec des douleurs à la palpation à certains points *(Tender points),* associées à des perturbations du sommeil (perte des phases de sommeil profond), à une fatigue intense, et souvent à un syndrome dépressif.

La maladie touche particulièrement les femmes âgées entre 30 et 40 ans.

La recherche systématique d'une candidose systémique chez les sujets souffrant de fibromyalgie est souvent positive et son traitement apporte alors une solution étiologique à ce problème.

Candidose et chimiothérapie

La candidose buccale et œsophago-gastrique est également l'une des complications les plus fréquentes survenant chez les malades soumis à une chimiothérapie anticancéreuse.

Les effets secondaires de la chimiothérapie peuvent être extrêmement pénibles et le traitement peut devenir une seconde maladie que le patient, déjà fatigué par son cancer, doit supporter avec courage. Cette thérapeutique agressive pour le foie et les tissus à haut potentiel de régénération est extrêmement bouleversante pour le sang et la moelle osseuse. Il est classique de voir les bilans sanguins des malades cancéreux traités par chimiothérapie perturbés pendant très longtemps, dans le sens d'une immunosuppression secondaire au traitement.

Les nouvelles générations d'antimitotiques provoquent des effets secondaires durables liés à leur haute toxicité sur le sang, les poumons, le cœur et le système immunitaire. Ils sont de ce fait d'une utilisation difficile et nécessitent une surveillance constante de leurs effets secondaires.

La chimiothérapie anticancéreuse fait souvent apparaître une candidose grave et rebelle, qui peut parfois contraindre à interrompre le traitement.

Candidose en cancer

Le Dr Tullio Simoncini, médecin romain, est spécialisé en oncologie, diabétologie et désordres métaboliques. Il affirme que le cancer est dû au développement de la forme mycélienne du candida albicans dans les tissus.

Dans son livre *Le cancer est un champignon*, il développe sa théorie et décrit comment une infection fongique est toujours à l'origine de toute formation néoplasique. La réaction des tissus contre la croissance des colonies mycéliennes qui les envahissent provoque la tumeur. C'est un phénomène exclusivement extracellulaire. Il n'y a donc pour lui qu'une cause du cancer, le candida albicans. La spécificité cellulaire du cancer provient ainsi du type du tissu envahi par la moisissure. Il compare le cancer à un abcès solide lié au développement mycélien intratissulaire. Le tissu cancéreux est toujours blanc et très acide. Le tissu périphérique où sont généralement effectuées les biopsies est un tissu inflammatoire réactionnel péritumoral.

Le seul remède efficace est l'alcalinisation du tissu atteint par du bicarbonate de soude en solution (5 % ou 8,4 %), qui doit être perfusé directement dans la tumeur par voie artérielle. La voie orale, ou intraveineuse, n'a que peu ou pas d'effet.

Il est intéressant de constater que des régressions importantes de cancer de la prostate dûment documentées (avec retour à la normale des PSA) ont été rapportées à la suite de traitements par de hautes doses d'une chimiothérapie antifongique (ketaconazole) durant de longues périodes (6 mois).

Mais cette substance, ayant une hépatotoxicité connue, est sur le point d'être retirée du marché.

D'après le Dr Simoncini, il serait possible d'arriver au même résultat par des perfusions de bicarbonate dans l'artère honteuse qui irrigue la prostate. Ainsi, la théorie est séduisante, le traitement aisé, mais la technique est difficile.

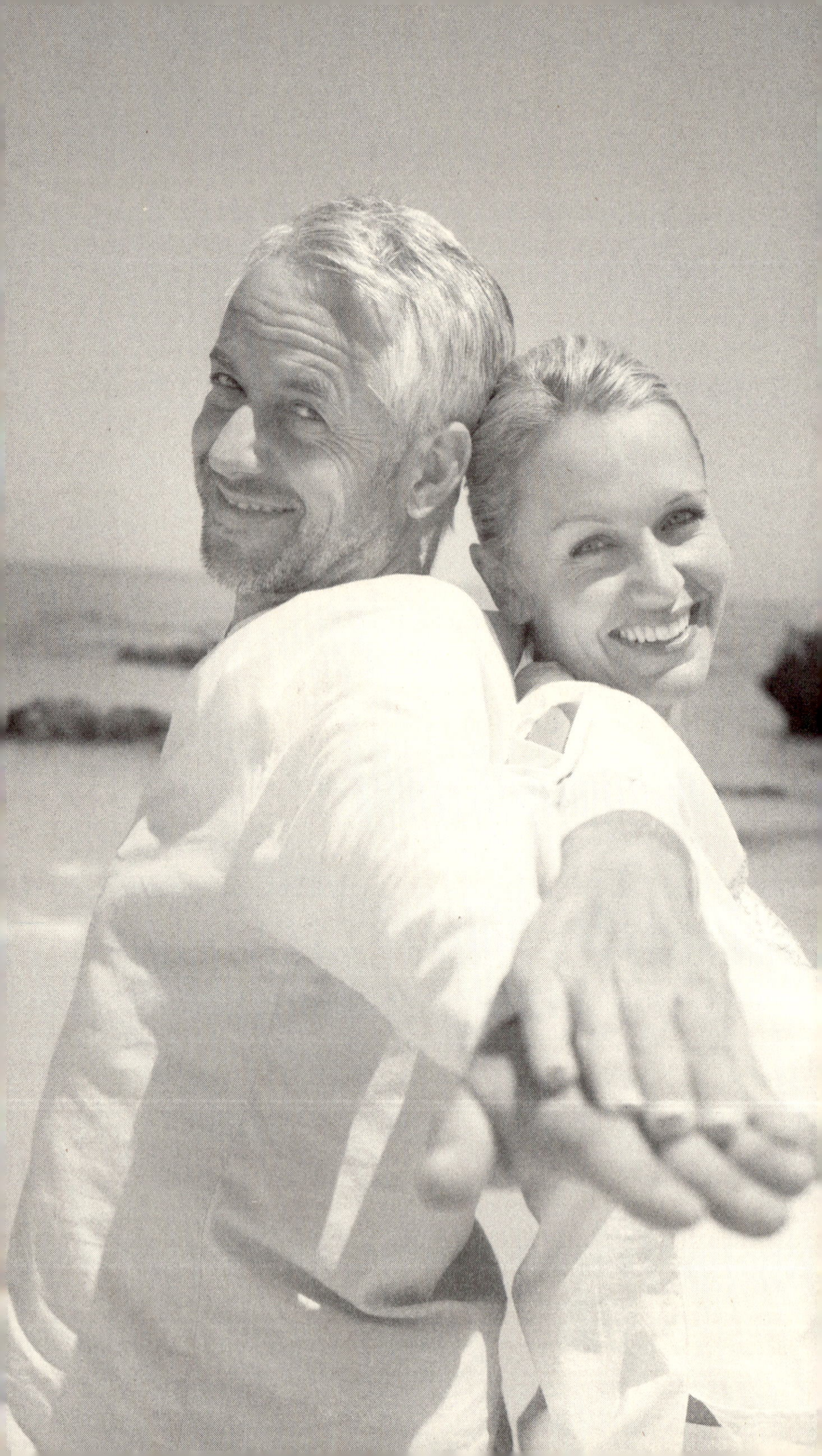

9

Vivre avec le candida albicans

La démarche la plus importante pour se débarrasser des candidas albicans et éviter la récidive des symptômes qui leur sont liés est de maintenir définitivement une alimentation saine. Ce conseil – qui est bien sûr valable pour toute maladie chronique – est malheureusement peu suivi en pratique.

De nombreux problèmes de santé qui caractérisent notre civilisation moderne sont le fait d'une modification profonde de nos mœurs alimentaires. Il est classique de dire que l'homme moderne civilisé mange trop et mal. Il souffre donc de surnutrition et de malnutrition. La grande majorité des aliments qui arrivent sur notre table ont été transformés par des manipulations chimiques ou physiques (raffinage, irradiation, traitement par la chaleur, le froid ou des conservateurs, pasteurisation, etc.). Cette nécessité de l'économie moderne a pour inconvénient majeur d'altérer irrémédiablement les composants essentiels que sont les vitamines, les minéraux et les oligo-éléments contenus dans les aliments ainsi traités. De plus, le rythme de vie stressé imposé par les innombrables impératifs socioprofessionnels, ainsi que la pression résultant d'un avenir professionnel de plus en plus incertain, poussent beaucoup d'entre nous à faire usage d'une drogue quelconque : médicament sédatif ou anxiolytique, somnifère, café, sucre, tabac, alcool ou autre… Ce stress constant et ces drogues aggravent les manques déjà provoqués par une alimentation carencée. L'ensemble est fortement préjudiciable à notre équilibre physiologique et à notre santé.

L'infection chronique par le candida albicans répond à ce principe. Le champignon, qui est normalement bien maîtrisé par le système immunitaire lorsque celui-ci est sain, se développe rapidement au moment où l'organisme est carencé et affaibli. Cette infection est donc de plus en plus fréquente et apparaît comme un véritable fléau en ce début de siècle.

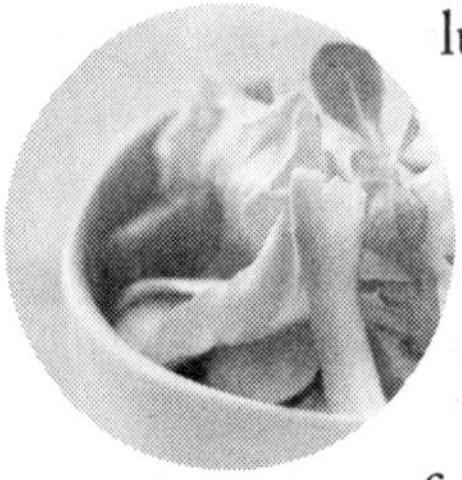

Modifier correctement son alimentation pour lutter contre le candida albicans ne signifie pas seulement supprimer les sucres pendant un certain temps, afin de réduire l'adhésivité du champignon à nos muqueuses. Cela nécessite aussi de corriger l'ensemble de ses erreurs alimentaires – dont l'excès de sucre fait partie – de manière consciente et définitive. Votre alimentation se doit d'apporter constamment une quantité importante de légumes et une faible proportion de protéines. Les composants ainsi choisis devront être frais et complets. Au début du traitement, il faut bien sûr éviter les fruits, certaines céréales (riches en gluten) et les aliments fermentés ou contenant des levures ou du levain. Mais une fois les résultats obtenus, votre thérapeute vous autorisera progressivement à les réintroduire dans votre alimentation.

Le sucre sous toutes ses formes doit être définitivement éliminé d'une alimentation normale. Il en va de même pour ses dérivés : miel, mélasse, sirop de sucre de canne, boissons alcoolisées. Les dérivés du lait contiennent du lactose et doivent également être évités, excepté le beurre.

Au début du traitement, les aliments contenant des levures doivent être évités : vinaigre, champignons, pain au levain, bière, vin et levure de boulanger. Leur réintroduction dépendra des susceptibilités personnelles.

On peut donc considérer que l'alimentation du porteur de candida albicans passe par deux stades successifs :

- le régime d'attaque, qui exclut totalement les aliments interdits pendant une période plus ou moins longue qui dépendra des symptômes,
- le régime d'entretien, qui correspond à l'élargissement du précédent en fonction de l'évolution des mêmes symptômes, par la réintroduction prudente des fruits, des céréales complètes et des aliments contenant des levures.

Faire ses achats devient alors facile car 80 % des produits proposés dans un supermarché ne vous concernent plus ! Seuls quelques postes nous intéresseront alors (voir encadré ci-après).

Un certain nombre d'aliments peuvent être trouvés dans les magasins diététiques : biscuits sans sucre, aliments sans levure, huiles vierges, céréales sans gluten.

La planification de l'alimentation est un point important à considérer. Il faut autant que possible prévoir les menus à l'avance afin d'éviter de se retrouver sans ressources. Le plus gros problème concerne bien sûr les repas pris au restaurant ou à la cantine. L'idéal serait d'éviter de confier son alimentation à autrui pendant la période où celle-ci doit impérativement être thérapeutique. Mais ce n'est malheureusement pas toujours possible. Il faut alors accepter les compromis et être particulièrement vigilant, voire exigeant. L'autre solution consiste à emporter son repas avec soi.

Conseils alimentaires

- Viandes : choisissez des viandes rouges fraîches, du poulet, de la dinde ou du poisson. Éviter les abats, la viande de porc, les viandes en conserve (pâtés, terrines...) et sous cellophane. Il est possible de congeler les protéines animales pour leur conservation à la maison.
- Produits laitiers : choisissez du beurre sans sel. Ignorer le reste du rayon, en particulier fermez les yeux en passant devant les fromages !
- Choisissez des œufs frais,
- Céréales et graines oléagineuses : au début du régime, contentez-vous d'acheter du riz complet uniquement.
- Légumes : choisissez des légumes frais en vous basant sur leurs couleurs : légumes vert sombre, légumes jaunes ou orangés, légumes-racines, légumes-feuilles vert clair. Essayez d'avoir un assortiment de chaque, sans cependant acheter trop.
- Fruits : ignorez-les au début du traitement !
- Condiments : choisissez toujours des huiles de première pression à froid : olive, noix, carthame, tournesol. Les épices sont les bienvenus, ils facilitent la digestion et égayent les plats par leurs arômes. Le sel de mer et les herbes diverses, ail, oignon, échalote, sont également conseillés s'ils sont bien supportés.
- Conserves et surgelés : il est possible de choisir quelques aliments en conserve sans additifs, tels que la sauce tomate, les olives, les sardines, le thon, les anchois. La conservation par le froid est très convenable pour certains légumes : petits pois, brocolis, épinards...

Le menu Arc-en-ciel
(ou régime de Price-Page-Pacetti)

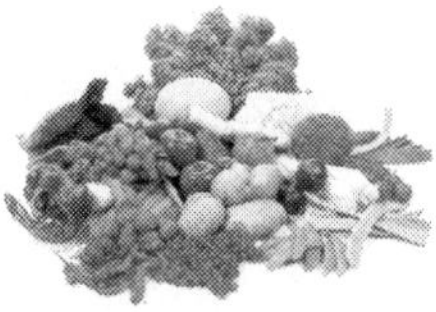

Weston A. Price est un dentiste-nutritionniste américain qui, dans les années 1920, passa de longues périodes à étudier l'alimentation des peuples peu touchés par les maladies de civilisation, à plusieurs endroits du globe. Il attribua leur excellente santé à un régime riche en aliments complets, apportant en abondance des minéraux, des vitamines, des acides gras insaturés et des fibres végétales. Il suspecta également la participation d'un mystérieux facteur « X » à cette alimentation saine, qui sera identifié plus tard comme un catalyseur enzymatique favorisant l'assimilation des minéraux.

Le Dr Melvin Page est également un médecin-dentiste, collègue et ami du Dr Price. Ayant particulièrement étudié les découvertes de Price, il en appliqua les principes à ses patients. Il leur conseilla d'éviter systématiquement les aliments raffinés et les sucres. Il constata que la consommation de ces derniers modifiait considérablement les données biologiques sanguines, la pression artérielle et la température du corps, alors qu'une alimentation à base de légumes frais et de céréales complètes les normalisait.

Un autre dentiste-nutritionniste, le Dr Bruce Pacetti, a encore élargi le concept nutritionnel de ses deux confrères. Il observa que de nombreux patients ayant de sérieux problèmes de santé, en association avec une candidose chronique, avaient développé des allergies alimentaires. Leur système digestif ne fonctionnait pas correctement et tous souffraient d'auto-intoxication chronique à partir des toxines intestinales qui étaient réabsorbées dans le sang. La candidose intestinale chronique facilite en effet l'auto-intoxication en perméabilisant la muqueuse intestinale. C'est au Dr Pacetti que l'on doit l'idée du menu Arc-en-ciel, qui évite le développement des allergies alimentaires, facilite la digestion et apporte un éventail varié de légumes frais, de céréales et de fibres alimentaires. L'efficacité de ce régime sur les patients porteurs d'une candidose digestive a été testée par le Dr Shirley Lorenzani.

Il s'agit d'associer, dans un même repas, sept groupes d'aliments :

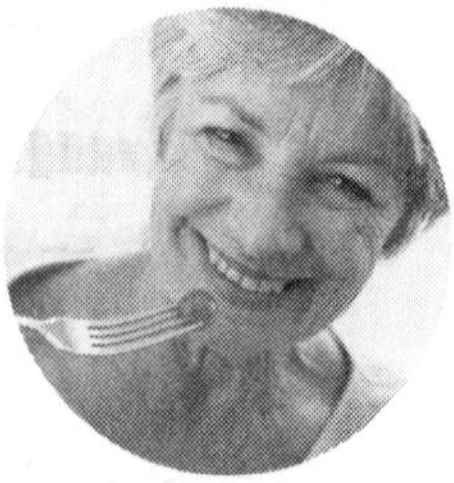

1 • des protéines animales,
2 • des légumineuses ou céréales complètes,
3 • des légumes-racines,
4 • des légumes jaunes ou blancs,
5 • des légumes vert sombre,
6 • des légumes rouges, orange ou violets,
7 • des légumes-feuilles.

L'idée est de réunir systématiquement ces aliments, même si le repas est frugal. Il est donc possible de diminuer la quantité, mais il est essentiel de conserver l'association proposée. Il est d'ailleurs conseillé de consommer de petites portions, afin de ne pas se sentir trop « rempli » à la fin du repas.

Il est conseillé de choisir un aliment de chaque groupe dans les tableaux proposés ci-après. Les légumes seront cuits, de préférence à la vapeur douce, peu de temps pour qu'ils restent un peu croquants. Prenez le temps de bien mastiquer chaque bouchée. Ne buvez pas pendant les repas.

Ce plan alimentaire est intéressant. Il se base sur la variété des éléments qui le composent. Sa richesse en fibres végétales améliore toujours le transit intestinal. Il est essentiel que tous les ingrédients soient le plus frais possible. Il ne faut pas hésiter à ajouter des condiments et des herbes aromatiques fraîches selon le goût de chacun. L'ail en particulier possède des propriétés anticandida bien définies (cf. chapitre VI).

- Les sauces à salades seront faites sans vinaigre, qui sera remplacé par du jus de citron frais. L'huile pourra être de l'huile d'olive vierge à acidité faible (0,5°) ou un mélange à parts égales d'huile d'olive, de noix et de tournesol vierges. On pourra ajouter au choix de la poudre d'algues, un anchois écrasé, du persil, de la ciboulette, de l'ail, de la menthe, un peu de moutarde…
- Le sel doit toujours être ajouté après la cuisson.
- Les œufs de ferme sont bien sûr préférables aux œufs de batterie. Ils seront cuits à l'eau, soit mi-mollets, soit pochés, soit cuits durs, mais jamais frits! Les omelettes sont également à éviter à cause de la friture.
- Les céréales et les légumineuses peuvent poser des problèmes de cuisson au débutant. Certaines graines sont molles et faciles à cuire: sarrasin, kasha, couscous, millet, lentilles d'Égypte. D'autres nécessitent un prétrempage avant la cuisson: riz complet, blé, azukis, lentilles, boulghour, haricots, pois chiches… Les premières pourront être cuites à la façon Pilaf, après avoir été réchauffées dans un peu d'huile d'olive. Les secondes seront cuites à la vapeur douce après trempage pendant une nuit. Toutes peuvent être germées et consommées dans les salades.
- Les viandes et les volailles ne doivent pas être surcuites. La cuisson douce est vivement conseillée. Les abats – langue, rognons, foie – peuvent être consommés uniquement s'ils sont très frais. La viande de porc sous toutes ses formes (y compris la charcuterie…) est à éviter. La cuisson au barbecue horizontal, les fritures, les préparations fumées ou séchées… ne sont pas recommandées.
- Les fruits de mer et les poissons constituent une excellente source de protéines et de sels minéraux. Il est préférable de choisir des poissons des mers froides et profondes. Les poissons frais sont également préférables aux filets.

Le poisson a besoin de moins de temps de cuisson que la viande ; la cuisson à la vapeur douce lui convient donc parfaitement. Elle a l'avantage de ne pas agresser la chair fragile du poisson et de lui conserver un goût particulièrement agréable. Les fruits de mers doivent être consommés extrêmement frais.

- Les légumes doivent être, autant que possible, de culture biologique, ou mieux, de culture biodynamique. Dans certaines régions, il est possible de s'organiser afin de s'approvisionner correctement en légumes frais de qualité.

Un exemple de repas

légume à feuille verte	épinard
légume rouge	tomate
céréale	riz complet
protéine complète	viande de bœuf
légume-racine	pomme de terre
légume jaune	courge
légume vert	asperge

Remarquez qu'un spécimen de chaque catégorie de la liste précédente figure dans ce menu. Consommez de petites portions. Vous constaterez que cette façon de manger ne modifiera pas considérablement vos habitudes alimentaires et qu'elle est tout à fait compatible avec une vie sociale normale.

Protéines complètes					
Groupe 1	*Viandes* *Volailles* *Œufs* *Poissons,* *mollusques,* *crustacés.*	bœuf langue de bœuf agneau poulet canard de poule perche carpe truite haddock hareng sardine sole thon	 morue laitance carrelet maquereau loup saumon colin merlan	lapin veau foie dinde faisan de caille huitres palourdes praires crevettes gambas éperlan raie poulpe	 crabe écrevisse homard langouste caviar œufs de lump calamars
Groupe 2	*Céréales*	riz complet millet graines germées		orge sarrasin avoine couscous	

	Légumineuses	haricots azukis soja pois chiches	petits pois lentilles lentilles d'Égypte
Légumes			
Groupe 3	*Légumes-racines*	carotte betterave céleri-racine oignon panais pomme de terre	radis rouge radis noir rutabaga navet
Groupe 4	*Légumes jaunes et blancs*	avocat chou-fleur concombre chou chinois poivron blanc	endive courge haricot blanc courgette jaune poivron jaune

Groupe 5	***Légumes verts***	artichaut asperge haricot vert courgette	brocoli céleri branche poireau poivron vert
Groupe 6	***Légumes rouges, oranges, et violets***	chou rouge tomate citrouille aubergine	poivron rouge poivron orange patate douce
Groupe 7	***Légumes-feuilles***	toutes salades vertes chou de Bruxelles chou vert chicorée persil côtes de bettes chou frisé oseille	laitue épinard cresson romaine pissenlit ciboulette scarole laitue

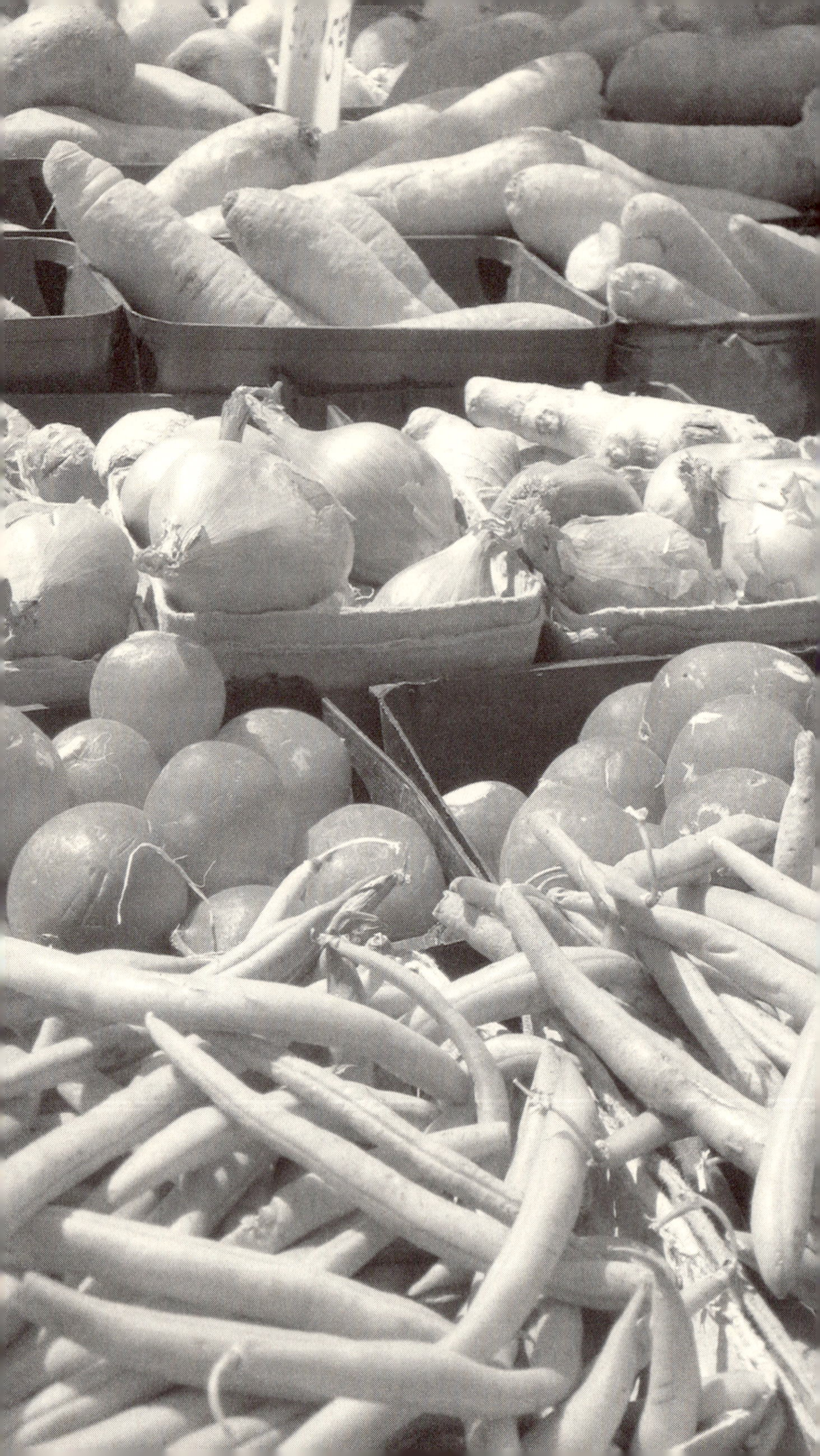

Conclusion

Ce livre est destiné à sensibiliser ceux qui se préoccupent de leur santé sur l'un des responsables pouvant être à l'origine de troubles fonctionnels particulièrement fréquents et gênants de notre vie actuelle : le champignon microscopique appelé *candida albicans*.

Sous sa forme de germe saprophyte (la levure), il passe généralement inaperçu, mais il peut devenir rapidement un germe opportuniste (la moisissure), profitant immédiatement des circonstances qui facilitent sa croissance. Et parmi les nombreuses agressions générées par notre civilisation sur nos organismes, beaucoup se présentent comme des facteurs pouvant influencer son développement exagéré. Il devient alors un fauteur de troubles dès que la résistance de son hôte se trouve compromise. Les désordres qu'il peut alors provoquer à distance sont à ce point nombreux et variés qu'il est bien souvent difficile de penser qu'il puisse en être l'unique origine. Et pourtant !

Parmi les moyens qui sont à notre disposition pour lutter et donner un contrepoids efficace à cet indésirable, l'alimentation est incontestablement le plus efficace. Il est de plus en plus reconnu que notre mode alimentaire influence notre état de santé de manière plus réelle qu'on ne le pensait il y a encore quelques années. De nombreux travaux scientifiques sont venus crédibiliser les théories alimentaires des pionniers, tels que Bircher-Benner, Passebecq ou Catherine Kousmine. On connaît maintenant avec plus de précision les facteurs nutritionnels de promotion de maladies graves, telles que le cancer et, bien sûr, il est devenu possible de conseiller efficacement sur le plan alimentaire les malades atteints de telles maladies.

En ce qui concerne le candida albicans, le déséquilibre alimentaire pouvant expliquer son développement est incontestablement l'excès de consommation de sucre sous toutes formes. Il est bien connu que le sucre est l'aliment énergétique de base de notre nutrition moderne. Il est présent partout, sous une forme plus ou moins apparente, au point que notre goût a changé. Nous ne pouvons pratiquement plus nous en passer et il peut être considéré comme une véritable drogue moderne. Aujourd'hui, qui consomme des yaourts naturels ou prend son café sans sucre ?

Les infections à candida n'étaient jadis rencontrées que chez les enfants, les personnes âgées et les sujets gravement malades. On les trouve aujourd'hui à tout âge, chez des sujets apparemment sains, sans atteinte de l'état général. Loin de régresser, ce type d'infection est en constant développement et peut apparaître comme un effet secondaire pervers, dit *iatrogène*, du progrès médical. L'utilisation trop systématique de thérapeutiques efficaces, mais agressives, mises en œuvre depuis une trentaine d'années en est probablement la seconde cause responsable après l'alimentation erronée.

Enfin, nous avons vu que le développement du champignon peut être secondaire à une baisse immunitaire de l'organisme, et nombreuses en sont les causes, ou encore à un trouble de l'équilibre hormonal.

Devant une attaque visible par le candida albicans, le traitement chimique permet généralement de venir à bout de l'infection souvent très gênante. L'administration des antifongiques chimiques se fait par application locale, associée ou non à un traitement général. L'efficacité immédiate de ces drogues est établie. Mais il faut insister sur la nécessité d'un traitement dit *de terrain*, qui est indispensable pour pouvoir juguler efficacement ce type d'affection, qui devient rapidement chronique et récidivante. Tout thérapeute qui se veut efficace à long terme se devra d'investiguer l'ensemble de l'organisme, afin de corriger les carences vitaminiques et minérales éventuelles, de réformer l'alimentation, de corriger les troubles intestinaux chroniques ou les maldigestions, ainsi que de traiter localement les troubles provoqués par le développement du champignon. Chaque malade ayant pris conscience de l'origine multifactorielle de toute maladie aura à cœur de participer à sa guérison en collaborant activement avec son thérapeute. Il comprendra que pour arriver à traiter une manifestation locale, l'application d'une pommade et la prise de quelques comprimés ne suffisent plus. Il lui faudra souvent changer définitivement ses habitudes alimentaires, si celles-ci sont erronées et génératrices de perturbation de sa santé, par les excès et les carences qu'elles ont pu induire à la longue.

En s'attaquant aux causes fondamentales et en renforçant dans la mesure du possible son système immunitaire, les résultats n'en seront que plus efficaces et plus durables.

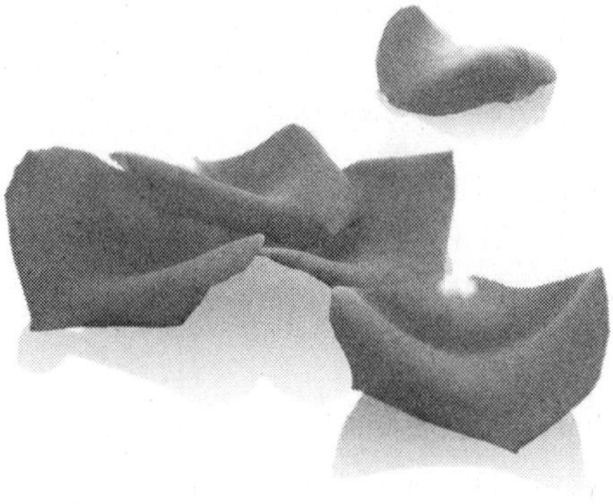

Adresses et remèdes cités

Marque **Nutergia**
Adresse BP 52
F-12700 Capdenac
Tél: +33 (0)5 65 64 71 51
Fax: +33 (0)5 65 80 80 93
E-mail: conseilpersonnalise@nutergia.fr
Produits
- *Mycokyl*
- *Greenflor*
- *Naturalkyl*
- *Ergybase*
- *Ergyphillus*
- *Ergylase*

Marque **Laboratoire Sérolab – Nutergia**
CH-1617 Remaufens
Tél: +41 (0)21 784 87 87
www.serolab.ch
Produits
- *Sérum Equi CANDIDA 4 DH*
- *Sérum Equi S.R.E. 4 DH*

Marque **Biophytarom**
Biodev Group SA
BP 192
L-2011 Luxembourg
Tél: +352 2673 8980
Produit
- *Megabase*

Marque **Parinat**

Parinat	Parinat Vevey
4 bis allée Charles V	39 rue de la Madeleine
F-94300 Vincennes	CH-1800 Vevey
Tél : +33(0)1 43 98 89 85	Tél : 021/922 49 56
Fax : +33(0)1 43 74 58 46	Fax : 021/922 31 36

Produits
- *Acidokyl*
- *LAB Base*
- *Excell'Or ou Symbiod'Or*

Marque **Sanum-Kehlbeck**

Ebi-Pharm	Sanum-Kehlbeck
Lindachstrasse 8c	Hasseler Steinweg 9-12
CH-3038 Kirchlindach	D-27318 Hoya

Produits
- *Albicansan* • *Fortakehl*
- *Pefrakehl* • *Exmykehl*
- *Alkala (poudre + comprimés)*
- *Liv 52* • *Toxex*
- *Mucan* • *Apo-Hepat*
- *Demyc*

Marque **Weleda**

Weleda France	Weleda Suisse
B.P. 228	Stollenrain 11
F-68330 Huningue	CH-4144 Arlesheim

Produits
- *Chicorium 5 %*
- *Digestodoron*
- *Basilicum comp. – Choleodoron*
- *Hepatodoron*
- *Chelidonium comp.*
- *Argentum/Quercus comp.*
- *Talc à la calendula*
- *Wecsin*
- *Pommade Sanipied*

Marque **Wala**
Wala
D-7325 Eckwalden Bad Boll
Produit • *pommade Rosmarinus/Prunus comp.*

Marque **Higher Nature**
Higher Nature Ltd
Burwash Common
GB-East Sussex, TN19 7LX
Tel : 01435 883484 (Reception)
0800 458 4747 (Sales)
0870 066 4111 (Trade)
Fax : 0870 066 4010
Produits • *Candiclear*
• *Supergar 8000*

Références

Introduction

Ray Wunderlich, D. Kalita, *Candida Albicans,* Keats Publishings Inc.

Il s'agit le plus souvent de la souche *Albicans,* mais il peut s'agir également des souches *Parapsilopsis, Glabrata, Krusei ou Tropicalis.*

Kroker G.-F., « Chronic candidasis and allergy », in *Food allergy and intolerance,* W.B.Sanders, Philadelphia 1987, p. 850-872.

The missing diagnosis, Truss O. (PO Box 26508 - Birmingham, AL 1983).

William G. Crook, M.D., *The yeast connection*, Jackson, Tennessee, Professional Books, 1983.

Les antibiotiques les plus souvent en cause sont ceux qui sont dérivés de cultures de champignons, encore appelés mycosiques, telle la pénicilline. Selon Glauser (du laboratoire Séphal à Vevey), toute personne ayant reçu dans sa vie une seule injection de pénicilline devient pour toujours un porteur chronique.

Antifongique = médication empêchant le développement des champignons.

La candidine est la toxine principale sécrétée par le *candida albicans.*

Ces toxines ont été particulièrement étudiées par Mlle Dreyfus, chargée du service de mycologie à la Faculté de médecine de Paris (Laboratoire du Professeur Tanon).

Chapitre 1

Odds, *Candida and candidosis,* Éd. Ballière Tindall 1988.

Saprophyte veut dire que ce champignon microscopique, qui ne possède pas de pigment chlorophyllien, dépend pour vivre de la nourriture que lui fournit son hôte.

Bland Jeffrey, « Hidden diseases caused by candida », *Preventive medecine*, 3, 12; 1984.

Nosal, « Histamine release from isolated rat mast cells due to glycoprotein from Candida albicans in vitro », *J. Hyg. Epid. Microbiol. Immunol.* 18: 377 8, 1974.

Brostoff Jonathan & Challacombe Stefen, « Chronic candidasis & allergy », in *Food allergy and Intolérance*, Baillière Tindall, 1988.
Feldman David, « Steroid hormone system found in yeast », *Science magazine,* Aug. 1984.
Truss Orian, « Metabolic abnormalities in patients with chronic candidosis : the acetaldehyde hypothesis », *J. Ortho. Psy.* 13:66, 93, 1984.

Chapitre 3

Les modifications de l'hyperglycémie provoquée sont présentes dans 80 % des obésités, *Approche thérapeutique étiologique des obésités,* de Jacques Moron, Guy Roujon.
Ces perturbations touchent en particulier la circulation et l'équilibre psychique.
Chez certains, la réaction cutanée provoquée par l'injection intra-dermique était même phlycténulaire !
Magazine *Brigitte*, 16/93, p. 136, « Die Pfunde fielen nur so von mir ab ».
Par ordre de fréquence décroissante : fer, cuivre, zinc, sélénium, manganèse, chrome...
Revue *Pandora,* « Les candidoses », juin 92.
I. Roitt, J. Brostoff, D. Male, « Immunologie fondamentale et appliquée », *MEDSI*, p.19.

Chapitre 4

Bains de MnO4K aqueux au 1/10.000° ou 1/20 000°, suivis d'application de : talc au borate de soude ; talc au Calendula ; poudre Wecesin de Weleda).
Les solutions d'acide benzoïque, le violet de gentiane (chlorure de méthyllrosanilium) ou le thiosulfate de sodium sont des antifongiques peu coûteux et efficaces, qui peuvent être utilisés comme traitements locaux.
Ray C. Wunderlich, Dwight K. Kalita, *Candida albicans,* Keats Publishing Inc.
Cf. chapitre 5 : *Les compléments nutritionnels.*
Albicansan D4 suppositoires/ovules de Sanum.
Les femmes, dans le troisième trimestre de la grossesse, sont plus sujettes aux candidoses vaginales (*Principes de médecine interne,* Harrison).
« Les candidoses vaginales », Documentation scientifique Pfizer.
Il s'agit de *candida albicans* dans 60 % des cas. Dans le reste des cas, il s'agit de *candida glabrata.*
« La candidose génitale », Document Pfizer, Zurich.
Parewijck W. et al., 1988.
Une cuillèrée à soupe de vinaigre pour un litre d'eau.

Document sur le traitement des candidoses chroniques chez les patients atteints du Sida - Service d'épidémiologie.

La classification est la suivante:

- stade I: syndromes associés à la séroconversion (passe souvent inaperçu),
- stade II: sujets séropositifs sans symptômes ni adénopathies,
- stade III: sujets séropositifs, asymptomatiques, avec adénopathies,
- stade IV: infection HIV symptomatique.

Par globale, j'entends en prenant soin de corriger l'alimentation, de donner des compléments alimentaires appropriés, de corriger l'équilibre acido-basique, de veiller à l'hygiène intestinale et de traiter les champignons par des remèdes isopathiques.

Chapitre 5

Le test intradermique à la candidine fait intervenir les mécanismes immunitaires liés à l'hypersensibilité retardée à médiation cellulaire, dite de type IV. Les lymphocytes T sensibilisés agissent soit par toxicité directe, soit par l'intermédiaire de médiateurs chimiques sécrétés par les lymphocytes: les lymphokines. Contrairement aux autres types d'hypersensibilité, l'hypersensibilité de type IV ne fait pas intervenir d'anticorps. Elle apparait après l'injection de certains antigènes et se manifeste par une réaction inflammatoire localisée au point d'inoculation de l'antigène. Cette réaction survient tardivement: 48 à 72 heures après l'injection. Cette réaction est très spécifique et ne peut être déclenchée que par un antigène vis-à-vis duquel l'organisme a été préalablement sensibilisé.

La réaction peut se traduire par une papule urticarienne précoce ou par une papule tardive, apparaissant après 24, 48, 72 ou 96 heures; pour être considérée comme positive, elle doit présenter une infiltration de 8 mm de diamètre au moins. Lorsqu'elle est violemment positive, elle peut devenir vésiculeuse ou pustuleuse. Dans certains cas, elle peut s'accompagner d'une réaction focale (exacerbation des lésions ou des symptômes) ou générale (fièvre, céphalée, douleurs musculaires...). Ce sont ces réactions qui sont avant tout significatives.

L'hypersensibilité à la candidine s'installe généralement dans le courant de la deuxième semaine de l'infection et peut persister des mois, voire des années après la guérison.

Crook W.-G., *The yeast connection,* Professional Books, Jackson, Tennessee, 1983.

Enquête tirée du livre *Encyclopedia of nautral medecine,* M. Murray & J. Pizzorno, in *The yeast connection*, de W.-G. Crook.

Généralement sur milieu de Sabouraud additionné de chloramphénicol-actidione.

Chapitre 6

Rubinstein E., Mark Z., Haspel J., « Antibacterial activity of the pancreatic fluid », *Gastroenterol.* 1985, n° 88, p. 927-932.

Ransberger K., *« Enzyme treatment of immun complex diseases », Arthritis rheuma.* 1986, n° 8, p. 16-19.

Eabe F., Nagata S., Hotchi M., « Experimental candidiasis in liver injury », *Mycopathologia,* 1987,- n° 100, p. 37-42.

Hunnisett, « Gut fermentation syndrome », *J. Nut. Med.* 1:1, 1990.

Horowitz B.-J., « Sugar chromatography studies in recurrent candida vulvovaginitis », *J. Repro. Med.* 7:441-443, 1984.

Adetumbi M.-A., « Allium sativum, a natural antibiotic », *Medical hypothesis,* 1983, n° 12, p. 227-237.

Amer T., « The effect of aqueous garlic extract on the growth of dermatophytes », *International journal of dermatology,* 1980, n° 19, p. 285-287.

Moore G.-S., Atkings R.-D., « The fungicidal and fungistatic effects of an aqueous garlic extract on medically yeastlike fungi », *Mycologia* 1977, n° 69, p. 341-348.

Sandhu D.-K., Warraich M.-K., Singh S., « Sensivity of yeasts isolated from cases of vaginitis to aqueous extracts of garlic », *Mykosen,* 1980, n° 23, p. 691-698.

Lablanchy J.-P., « Les candidoses », *Bulletin de l'Association Médicale Kousmine Internationale,* n° 5, 1e sem. 1993.

La réaction de Herxheimer est due à la libération, dans l'organisme du malade, du contenu des germes détruits par les antibiotiques antifongiques, qui provoque des phénomènes toxiques ou immunologiques. Elle se traduit à la fois par une réaction générale (fièvre, douleurs musculaires) et par une exacerbation des symptômes.

Les Polyènes comprennent différents antibiotiques devenus classiques, et deux sont surtout utilisés chez l'homme : l'amphotéricine B et la nystamine. Leur activité repose sur l'inhibition de la formation de la membrane du champignon.

Les Azolés représentent une vaste famille de médicaments antifongiques dont le mode d'action est l'inhibition de la synthèse de l'ergostérol membranaire.

Tableau extrait de *The Medical Letter* n° 7 du 27/03/92.

Tableau extrait de *The Medical Letter* n° 20 du 27/09/91.

Keeney E.-L., « Sodium caprylate, a new and effective treatment of moniliasis of the skin and mucous membranes », *Bull. John Hopkins Hosp.,* 1946, n° 78, p. 333-339.

Nerhauser I., Gustus E.-L., « Success treatment of intestinal moliliasis with fatty acid resin complex », *Arch. Intern. Med.,* 1954, n° 93, p. 53-60.

Schwabe A.-D., Bennett L.-R., Bowman L.-P., « Octanoic acid absorption and oxidation in humans », *Journ. Applied Physiology,* 1964, n° 19, p. 335-337.

Duke J.-A., *Handbook of medicinal herbs,* CRC Press, Boca Raton, FL, 1985).

Leung A.-Y., *Encyclopedia of common natural ingredients used in food, drugs, cosmetics,* John Wiley & Sons, NY, 1980.

Hahn F.-E., « Antibiotics - Berberine », *CIAK J.,* 1976, n° 3, p. 577-588.

Mahajan V.-M., Sharma A., Rattan A., « Antimycotic activity of berberine sulphate », *Sabouraudia,* 1982 n° 20, p. 79-81.

Sharma R., Joshi C.-K., Goyal R.-K., « Berberine tannate in acute diarrhoea », *Indian pediatrics,* 1970, n° 7, p. 496-501.

Sabir M., Bhide N., « Study of some pharmacologic actions of berberine », *Ind. J. Phys. Pharm.,* 1971, n° 15, p. 111-132.

Kumazawa Y., Itagaki A., Fukumoto M., « Activation of peritoneal macrophages by berberine-type alkaloïds in terms of induction of cytostatic activity », *Int. J. Immunopharm.,* 1984, n° 6, p. 587.592.

Willard T., *A textbook of natural medecine,* John Bastyr College Publications, Seattle, WA, 1988.

Brostoff Jonathan & Challacombe Stephen, « Chronic candidasis & allergy », in *Food allergy & intolerance*, Bailliere Tindall, 1988.

Coeugniet E, Kühnast R., « Rezidivierende Candidasis ».

Collins E.-B., Hardt P., « Inhibition of candida albicans by lactobacilus acidophilus », *J. dairy sc.,* 1980, n° 63, p. 830-832.

À cette époque, de nombreux biologistes avaient découvert la possibilité d'adaptation des micro-organismes à certains paramètres biologique, biochimique et bioélectronique du milieu vivant au sein duquel ils se développent, ainsi que leur capacité de mutation à l'intérieur de ce milieu (capacité qu'ils perdent lorsqu'ils sont étudiés en dehors de celui-ci). Il faut citer les noms de Béchamp, Tissot, les travaux de Hugel, de Hery, de Villequez, de Roy et de bien d'autres auteurs. Les travaux du prof. Enderlein ont l'avantage d'avoir débouché sur une hypothèse pathogénique de ce polymorphisme et sur des thérapies dites "isopathiques" qui sont très efficaces.

« Les candidoses vaginales », Documentation Pfizer.

Besson Ph.-G., *Acide-base, une dynamique vitale,* Éd. Jouvence, 2010.

L'Association Médicale Kousmine Internationale conseille l'utilisation de l'appareil américain Hydro-San II, distribué en France par le Laboratoire Biophytarom (cf. liste des remèdes cités).

Galland l., « Nutrition & Candidasis », *J. Ortho. Psy.,* 14:50-60, 1985.

Am. J. Clin. Nutr., 34:1906-11, 1981.

Galland l., *Nutrition & Candida Albicans*, J. Bland Ed., *A year in nutritional medecine*, 1986.

Boyne R., Arthur J.-R., « The response of selenium deficient mice to candida albicans infection », *J. Nutr.,* 116(5):816-822, 1986.
Truss Orian, « Metabolic abnormalities in patients with chronic candidasis », *J. Orth. Med.,* 13:66, 93, 1984.
Samaranayake L.P., « Nutritional factors and oral candidosis », *Journal of oral pathology,* 1986 - n° 15, p. 61.
Edman J., Sobel J.-D., Taylor M.-L., « Zinc status in women with recurent vulvovaginal candidasis », *Am. Jour. Ob. Gynéc.,* 1986, n° 155, p. 1082-1085.
Boyne R., Arthur J.-R., « The response of selenium-deficient mice to candida albicans infection », *Journal of nutrition,* 1986, n° 116, p. 816-822.
Desai A.-B., Shah K.-M., Shah D.-M., « Berberine in treatment of diarrhoea », *Indian pediatrics,* 1971, n° 8, p. 462-465.

Chapitre 7

Krocker G.-F., « Chronic candidasis and allergy », in *Food allergy and intolerance,* Sanders.
The Yeast Connection (cf. chapitre 3).
Boero M., Pera A., Andruilli A., « Candida overgrowth in gastric juice of peptic ulcers subjectson short, or long-term treatments with H2-receptor antagonists », *Digestion,* 1983, n°28, p.158-163.
Brun Christian, *Stress et immunité* (édité à compte d'auteur).
Le coefficient immunitaire est donné par le rapport des lymphocytes T4/T8.
Texte issu de la documentation Ebi-Pharm - Sanum.
Anne Durandy, « Immunologie des infections chroniques à candida albicans », *M/S* 1990 - n° 6 - 77-80.
Anne Durandy, « Mannan-specific and mannan-induced T-cell suppressive activity in patients with chronic mucocutaneous candidasis », *J. Clin Immunology,* 1987 7/5 : 400.
Fischer A., Ballet J.-J., « Specific inhibition of in vitro candida-induced lymphocyte proliferation by polysaccharidic antigens present in the serum of patients with chronic mucocutaneous candidasis ».

Chapitre 8

GALT = gut associated lymphoid tissue.
BALT = bronchus associated lymphoid tissue.
MALT = Mucosa associated lymphoid tissue.
Dr T. Simoncini, *Cancer is a fungus,* Editioni Lampis, 2007.

Chapitre 9

La réintroduction des céréales complètes dans l'alimentation doit se faire progressivement. Au début, les portions sont petites : 1/2 de tasse à un repas, à renouveler 4 jours plus tard si cette quantité est bien supportée, en augmentant ainsi tous les 4 jours d'1/2 tasse. En ce qui concerne le pain au levain, c'est la même chose. Il remplacera le pain sans levain à un repas pour tester la tolérance, puis sera répété quelques jours plus tard s'il ne provoque pas de réapparition de symptômes. La réintroduction de nouveaux aliments doit être séquentielle, prudente, et graduelle.

Connolly Pat, *The candida albicans yeast-free cookbook,* Keats Publishing, New Canaan, Connecticut, 1985.

Price Weston A., DDS, *Nutrition and physical degeneration,* La Mesa, California, 1970.

Page Melvin E., DDS, *Your body is your best doctor,* Keats Publishing, New Canaan, Connecticut 1972.

Lorenzani Shirley, PHD, *Candida albicans, friend or foe,* La Mesa, California, 1984.

Ce régime alimentaire et le tableau proposé sont extraits du livre de Pat Connolly. Le tableau a cependant été corrigé en fonction de nos habitudes alimentaires européennes et dans le sens d'une alimentation sainc.

Ouvrages du même auteur

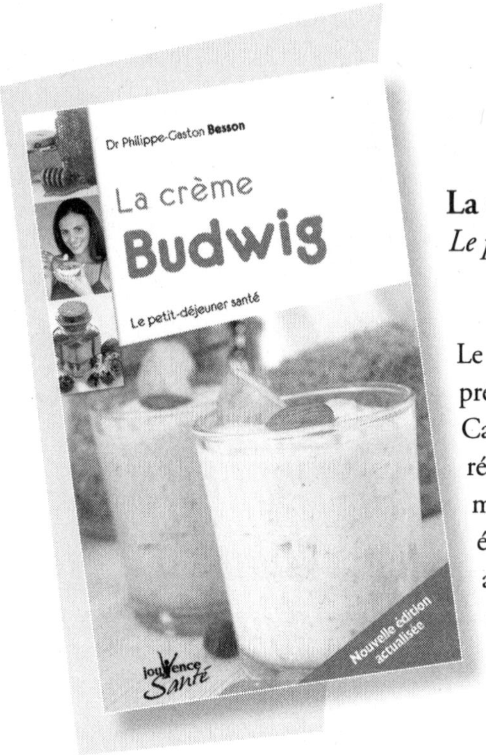

La crème Budwig (n.e.)
Le petit-déjeuner santé !

Le célèbre petit-déjeuner préconisé par la doctoresse Catherine Kousmine, qui réunit en un unique plat matinal l'ensemble des éléments indispensables au bon fonctionnement de l'organisme.

128 pages - 14,70 €

Acide-base : une dynamique vitale (n.e.)
Pour une qualité de vie équilibrée

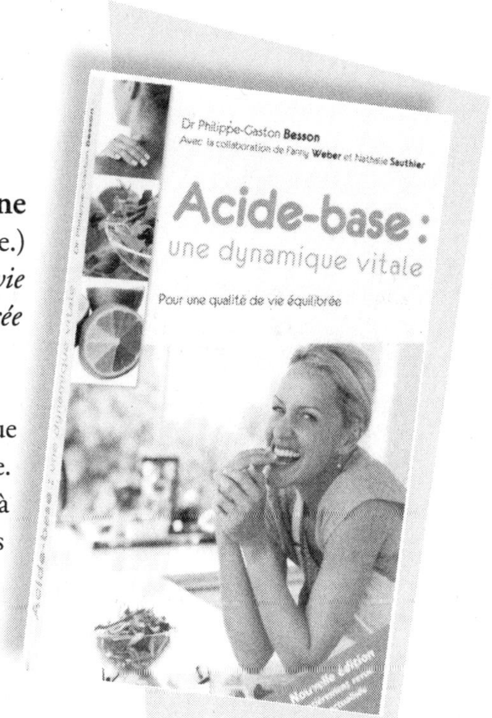

Un manuel pratique d'équilibre acido-basique. Nouvelle édition, déjà des milliers d'exemplaires vendus

160 pages - 14,70 €

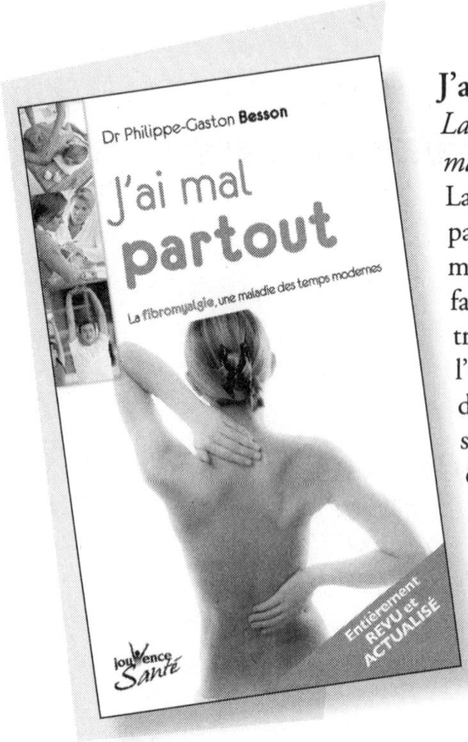

J'ai mal partout

La fibromyalgie, une maladie des temps modernes

La fibromyalgie se caractérise par des douleurs tendino-musculaires diffuses, une fatigue chronique, des troubles du sommeil, de l'anxiété, des troubles digestifs et d'autres symptômes qui peuvent être variés. Ce livre fait le point des recherches les plus récentes sur cette maladie et sur les traitements conventionnels et alternatifs.

96 pages - 11,90 €

Crédit photos :
© Fotolia.com
p. 17 Voiff • p. 23, 32, 97 Dash • p. 25, 73 Felinda • p. 30 Vladyslav Makarov • p. 31, 120 Yuri Arcurs • p. 38 Amniri • p. 43, 105 SK Design • p. 45, 95 Angelo Gi • p. 57 Michal Wajda • p. 62 Michelangelus • p. 68 Olga Lis • p. 69, 128 Yuri Arcurs • p. 74 Olga Langerova • p. 78 Voiff • p. 83 Aurélien Pottier • p. 83 Loflo • p. 91 Evgenyb • p. 100, 134 Monkey Business • p. 123 Luminis • p. 130 Liv Friis-Larsen • p. 133 Joop Hoek • p. 140 Squirlgirl • p. 144 Katia Pointurier

p. 77 © Stéphanie Roze • Autres images non mentionnées : propriété des Éditions Jouvence ou de l'auteur.

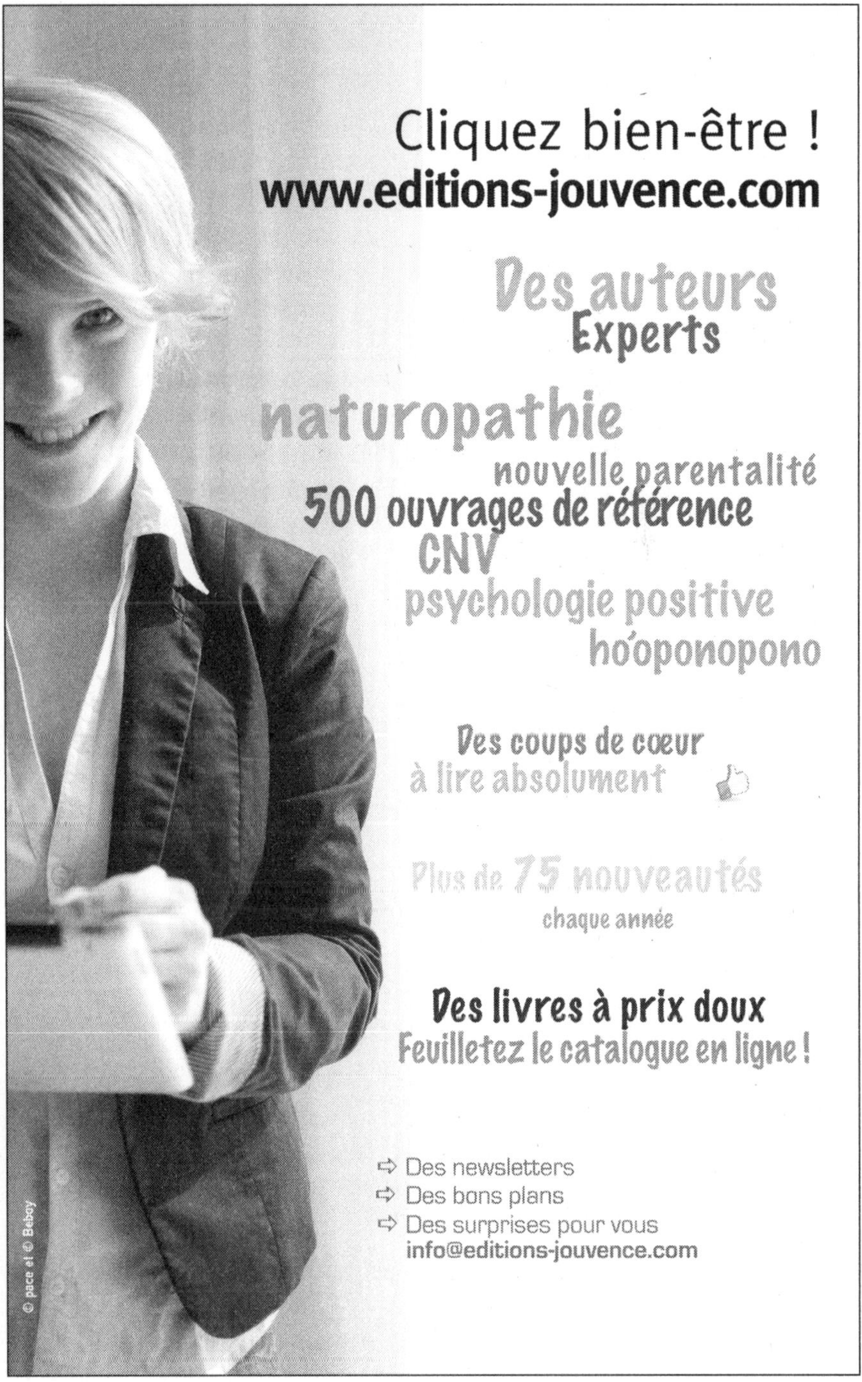
Cliquez bien-être !
www.editions-jouvence.com
Des auteurs
Experts
naturopathie
nouvelle parentalité
500 ouvrages de référence
CNV
psychologie positive
ho'oponopono
Des coups de cœur
à lire absolument
Plus de 75 nouveautés
chaque année
Des livres à prix doux
Feuilletez le catalogue en ligne !
⇨ Des newsletters
⇨ Des bons plans
⇨ Des surprises pour vous
info@editions-jouvence.com
© pace et © Beboy

Achevé d'imprimer le 25/06/2013
sur les presses de l'imprimerie Nørhaven

Dépôt légal : 08/2011
Imprimé au Danemark

Ce livre est imprimé par Nørhaven, qui possède une certification environnementale qui assure une stricte application des règles concernant l'utilisation de papiers issus de forêts exploitées en gestion durable, et d'encres à base d'huiles végétales et d'eau, le recyclage et le traitement systématique des déchets, la réduction des besoins énergétiques et le recours aux énergies renouvelables.